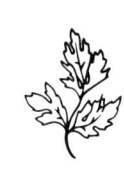

つらい痛みは漢方で治す

頭痛・肩こり・腰痛・関節痛

医学博士
鎌野俊彦
KAMANO TOSHIHIKO

幻冬舎MC

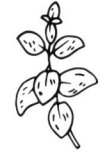

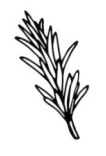

頭痛・肩こり・腰痛・関節痛

つらい痛みは漢方で治す

はじめに

頭痛や肩こり、腰痛はもはや国民病となっており、多くの人が悩まされています。厚生労働省による国民生活基礎調査（２０１９年）でも、肩こりや腰痛は男女問わず最も多い自覚症状の上位にランクインしています。これらの症状を抱える人は鎮痛剤や抗炎症薬を服用したり、湿布を貼ったりして治そうとはするものの、そのほとんどが根本的な解決には至らず、痛みが慢性化してしまっている人も少なくありません。

私は整形外科医として50年以上にわたり、肩や腰などの痛みに悩む多くの患者を治療してきました。慢性的な痛みは多くの場合、血行不良、疲労、睡眠不足、ストレスなどにより身体のバランスが崩れることが原因で起こります。そのため表面化している痛みだけに着目し緩和することが主となる整形外科的治療では一時的に痛みを取り去ることはできても、身体全体を診て根本的に対処することができていないため、再発してしまいます。

なんとか慢性的な痛みに悩む患者を救うことはできないのか。悩んだ私がたどり着いたのが整形外科に漢方を取り入れた治療法です。

漢方治療では、患者が訴える症状の根本原因をその人の生活習慣や体質を踏まえて診断し、治療方針を組み立てます。患者の体質を改善し、痛みの原因となっている身体のバランスのひずみを整えることで、痛みを根本から取り除くことができるのです。実際、私のクリニックで患者一人ひとりの体質や特性を考慮し、整形外科的な治療に漢方治療を併用したところ、何十年も苦しんでいた患者たちが身体の痛みから解放されました。

本書では、私の治療実績を踏まえ、多くの人が悩んでいる慢性的な頭痛や肩こり、腰痛を改善する漢方治療を具体的に紹介していきます。また漢方薬についてもその効能や服用時の注意点など詳細な情報を盛り込みました。この本を読んで、痛みを気にすることなく快適な毎日を過ごせる人が一人でも増えることを願っています。

目次

第2章 漢方は日本人の体質に最も適した医療
漢方の成り立ちと性質をひもとく

第3章

身体の「ひずみ」を矯正し、内側から痛みを取り除く自己治癒力を最大限に高める漢方の考え方

第4章 頭痛・肩こり・腰痛・関節痛……症状別に解説　よく効く漢方

頭痛

肩関節周囲炎（五十肩）

腰痛・坐骨神経痛

神経痛

こむら返り

打撲・捻挫

骨粗鬆症

第5章 痛みを治すカギは継続して服用すること 適切な漢方を服用し、つらい痛みから解放される

第1章

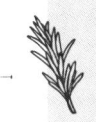

多くの日本人が悩まされる
原因不明の身体の痛み

痛みが起こるメカニズムとは

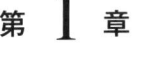

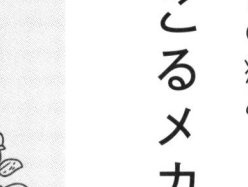

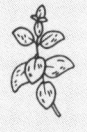

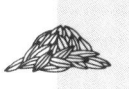

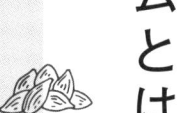

日本人の多くが痛みに悩まされている

肩こりや腰痛、首の痛みなど、体のあちこちに痛みを抱えて悩んでいる人は数多くいます。

2022年に厚生労働省が実施した「国民生活基礎調査」によると、病気やけがなどで自覚症状がある人（有訴者）は、人口千人あたり276・5人となっており、4人に1人以上の人が何らかの不調を抱えています。症状については男性の1位が「腰痛」で、以下「肩こり」「頻尿」「手足の関節が痛む」と続いています。女性も同じく1位「腰痛」2位「肩こり」となっており、以下「手足の関節が痛む」「頭痛」となっています。男女ともに多岐にわたる痛みの症状に悩まされていることが分かります。

特に近年増加しているのがひどい肩こりや首の痛みに悩む人です。パソコンに向かう時間が増え、長時間不適切な姿勢を続けていることで肩の筋肉が緊張し、慢性的な痛みや不快感が生じます。またパソコンやスマートフォンを使用するときに、頭を前に突き出す姿勢が続くと、首に負担がかかり、ストレートネックになりやすくなります。通常はカーブを描くべき首の骨（頸椎）が真っ直ぐになってしまい、首の筋肉に過度の負担がかかって痛みを引き起こし、頭痛や肩こりの原因にもなります。

しかしこうした痛みを抱えていても、積極的な治療をせずに放置している人は少なくありません。命にかかわる病気ではないから、と軽く考えている人もいます。それ以上に、そのまま放置してしまいがちなのは、治療してもなかなか治らない事情があるからです。

腰痛や肩こりは短期間で完治させることが非常に難しく、それを多くの人が経験を通じて実感しているために、「なかなか治らない」と半ばあきらめの気持ちを抱いています。そのため痛みを我慢しながら毎日を過ごすことになってしまいます。

また整形外科で何カ月治療してもいっこうに改善せず、インターネットや口コミなどの情報をもとに別のクリニックで治療を受けてみたり、鍼灸院に通ってみたり、マッサージや整体治療を試すなどあらゆる治療を試みますが、それでも改善されず心身ともに疲弊してしまう人も少なくありません。

痛みは本来、体や生命を守るために不可欠な感覚

そもそも、痛みとは組織損傷に伴う不快な感覚であり、情動体験であると定義されています。体に物がぶつかったり刺さったりするなど、自身の体が傷害されるときに感じる感覚です。また痛みは外からの刺激だけでなく、病気などによって体の内部に感じることもあります。

痛みというのは不快な感覚ですが、実は重要な役割を担っています。痛みがあることで私たちは自分の体に何らかの異常や異変が起きていると気づくことができます。

例えば胃の痛みが気になって検査した結果、胃潰瘍や胃がんが発見されることがあります。また慢性的な頭痛に悩まされ、検査してみたら脳疾患だと分かる場合もあります。運動中に骨折したり、不衛生な環境を放置して病気になったりすれば、同じことを繰り返したくないと思って注意したり環境を改善したりしようと思うはずです。痛みを経験することでケガや病気につながるような危険を回避しようとしたり、体を守るため

の行動をとったりすることができるのです。

世の中には無痛症（先天性無痛無汗症）といって、痛みの感覚をまったく感じない人たちがいます。こうした人は痛みを知らないために、危険な行動をとることも多く、日常的にケガややけど、骨折を繰り返してしまいます。また虫歯や腹痛が起きていてもそれを自覚することができず、知らないうちに病気が悪化してしまうこともあります。

つまり痛みは本来、私たちに危険を伝え、体や生命を守るために欠かせない感覚なのです。

ところが慢性的な痛みに悩まされながらも、「肩こりくらい、病気ではないから」とか、高齢者のなかには「年をとれば関節が痛くなるのもしかたがない」と我慢している人は少なくありません。また痛みがどうしてもつらいときだけ市販の鎮痛薬を飲んで、なんとかやり過ごしている人もいます。一度病院を受診したけれど思うように症状が改善せず「このまま痛みと付き合っていくしかない」とあきらめてしまっている人もいます。

こうした状態が続けば、今は我慢できるような症状であっても、やがて腰が痛くなって起き上がれなくなったり、手足の痛みがひどくなったりして日常生活に大きな支障が出ることもあります。放置しておいても決して症状が良くなることはなく、悪化の一途をたどることになるのです。

生活の変化が痛みを持つ人を増やすことも

昨今、痛みを持つ人が増えているのは、社会の変化も関係しています。パソコンやスマートフォンの普及によって若い人たちに肩こりや首の痛み、頭痛を訴える人が増えています。またコロナ禍以降、リモートワークが広がり通勤しなくなり、歩く機会が減り運動不足に陥る人も増えています。

さらに、Amazon などの通販サービスの普及や UberEats などの出前サービスが充実して、家から一歩も出なくても生活できてしまうようになりました。

これは非常にありがたいことではありますが、その反面、日常生活のなかで歩くことが少なくなったために運動不足によって足腰の筋肉が減少し、関節痛などが起こりやす

2022年テレワークによる健康への影響

（2022年4月調査　テレワーク実施企業　N=226）

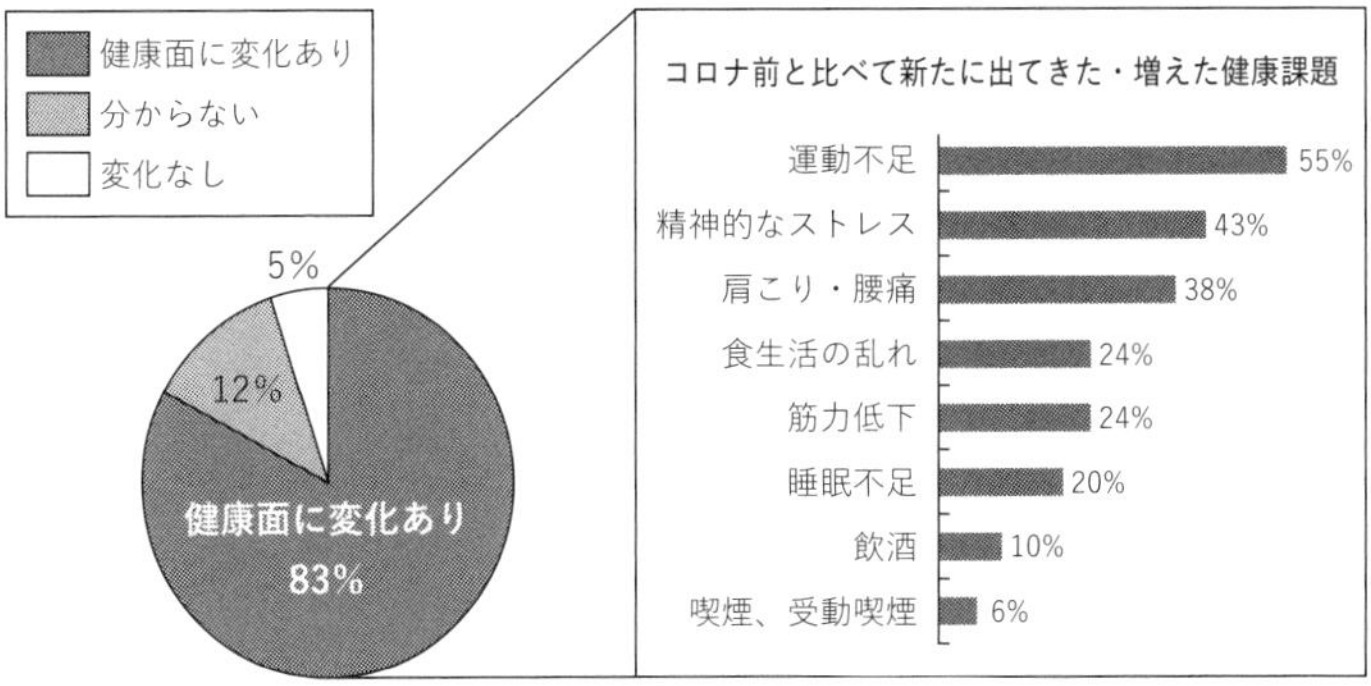

RIZAPホームページ「コラム【テレワーク】健康への影響｜運動不足と健康問題の対策・事例」を参考にして作成

くなっています。

痛みの有無は、その人の生活に大きな影響を与えますが、特に腰や肩、ひざといった場所に慢性的な痛みがあると、生活の質（QOL：Quality Of Life）が大きく下がってしまいます。

特に高齢者の場合は、加齢とともに体の機能や筋力は低下していきます。加えて腰やひざが痛むようになれば、歩くことすらつらくなって外出を控えるようになり、運動不足からますます筋力や体力を衰えさせてしまいます。そうなると家のなかでもちょっとした段差につまずいて転倒して骨折したり、もしも打ちどころが悪ければ命に関わる事態にもなってしまいます。

体を動かすのに必要な骨や筋肉、関節、神経などの運動器に障害が起こり、「立つ」「歩く」といった移動機能が困難になって寝たきりになるリスクが高い状態を、「ロコモティブシンドローム（通称：ロコモ）」といいます。

ロコモになると、筋力やバランス感覚の低下により、歩行や立ち上がりなどの基本的な移動が困難になります。これにより日常生活の自立度が低下し、要支援・要介護の状態になりやすくなります。また転倒による骨折やケガは、高齢者にとって重大な問題となり、長期的な入院やリハビリが必要になることがあります。介護施設への入所や家族の介護負担が増えることも考えられます。

さらに運動機能の低下により、外出や趣味、社会活動が制限されるため、生活の質が低下します。社会的な孤立感や抑うつ状態に陥るリスクも高まります。

それだけでなく、ロコモにより運動不足になると、循環器系や代謝系の病気（例えば心臓病や糖尿病）のリスクが増加します。また、筋力低下や骨密度の低下が進行することで、さらなる健康問題を引き起こす可能性があるのです。

痛みが起こるメカニズムとは

そもそも痛みの発生するメカニズムとはどういうものなのでしょうか。体のどこかに異常があることで生じる痛みは、大きく「侵害受容性疼痛」と「神経障害性疼痛」の2つに分類されます。

痛みを感じるメカニズム

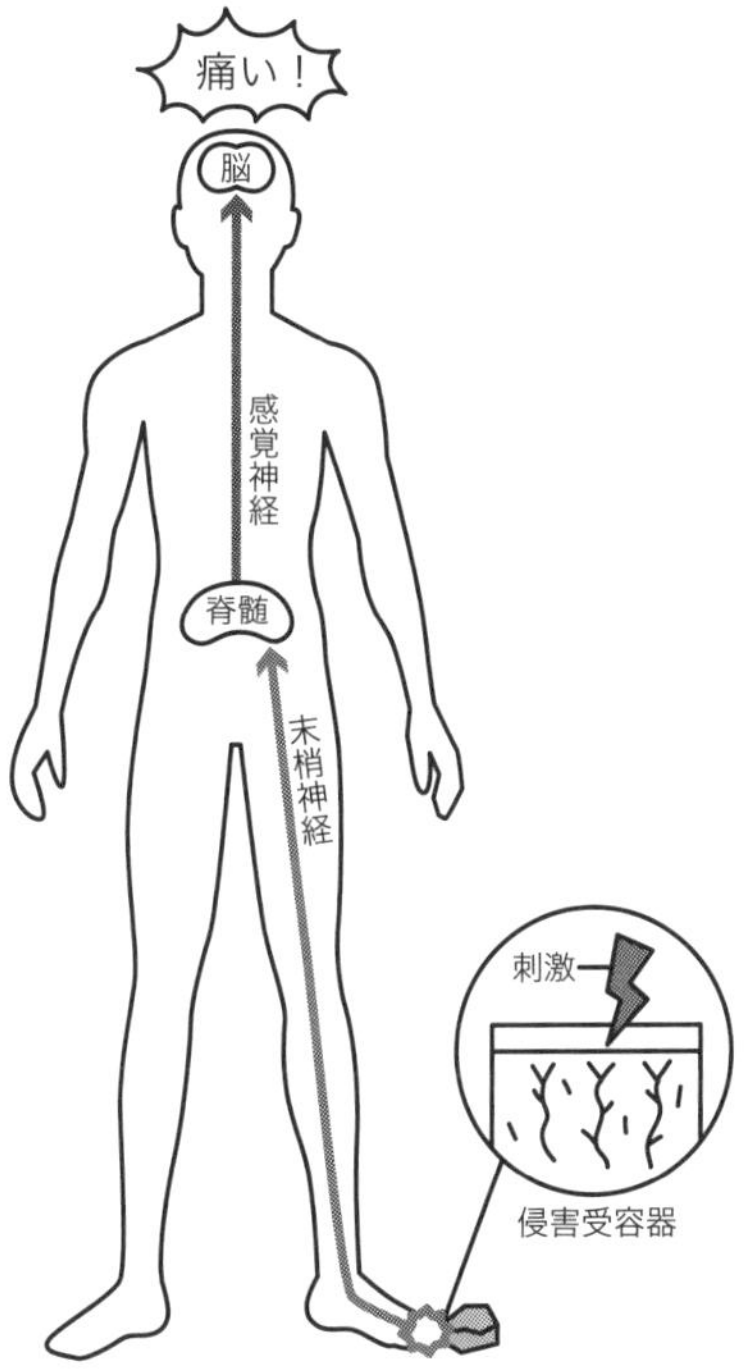
痛い！
脳
感覚神経
脊髄
末梢神経
刺激
侵害受容器

痛みの種類

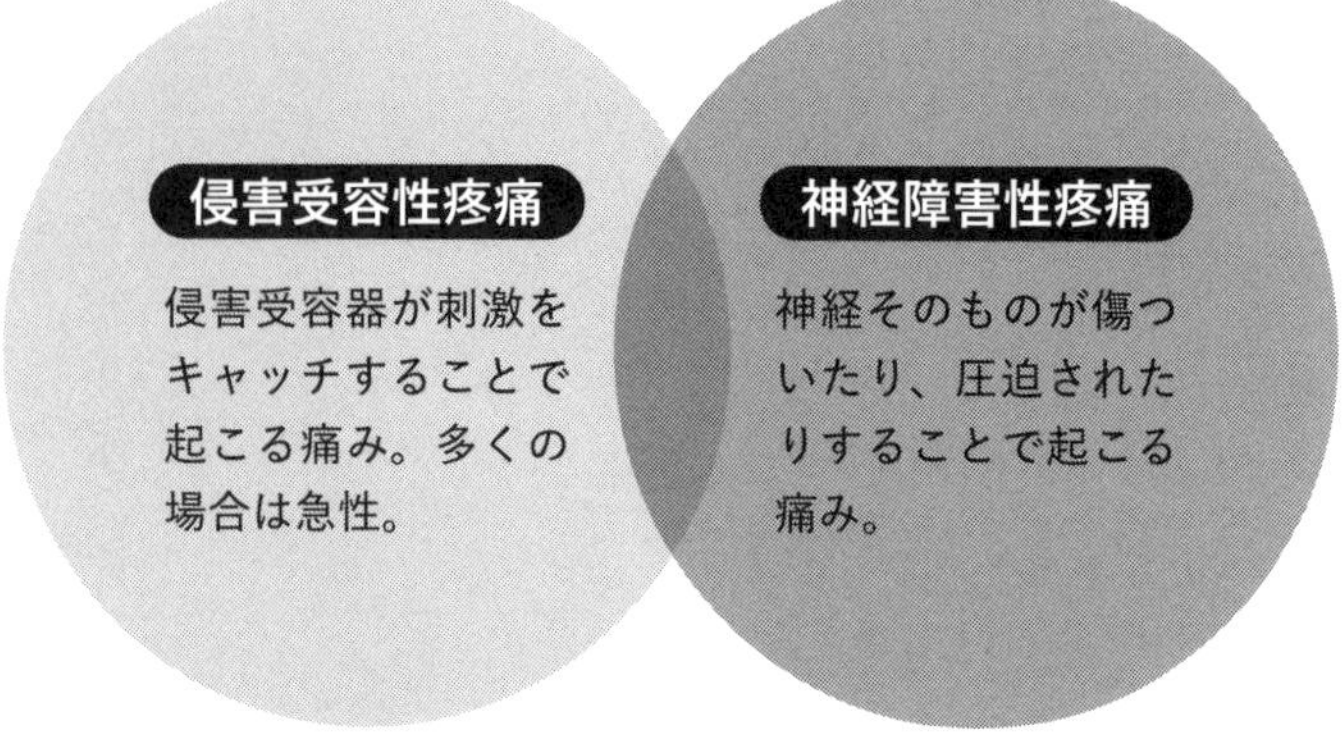
侵害受容性疼痛
侵害受容器が刺激をキャッチすることで起こる痛み。多くの場合は急性。
神経障害性疼痛
神経そのものが傷ついたり、圧迫されたりすることで起こる痛み。

侵害受容性疼痛は、組織の損傷や炎症によって引き起こされる痛みです。痛みの原因となる刺激（侵害刺激）が痛みの受容器（侵害受容器）に作用し、その信号が脳に伝わることで感じる痛みです。

例えば、転んで体を打ったときやケガをしたときなどに、皮膚が外からの刺激を受けます。これが侵害刺激で、ある程度以上の強さになると皮膚が傷ついて、痛みを起こす発痛物質が生まれます。これを末梢神経先端の侵害受容器が感知すると、神経線維から脊髄を通じて信号が脳に到着し、そこで「痛み」として認知します。

侵害受容性疼痛と神経障害性疼痛

侵害受容性疼痛	切り傷・擦り傷・骨折などのケガや、捻挫・歯痛・肩こり・首こりによる疼痛が伴う。即座にそれらの損傷を修復し、その疼痛による危険性を避けるための痛みである。 受傷部位での炎症反応を伴っていることが多く、一般的な鎮痛薬や抗炎症薬で効果を得られる。	
→	骨の痛み	骨折や外傷では、力による損傷を受けたことで常に骨の内部に高い圧力がかかる。軟組織の痛みとは異なり、骨折部位や関節周囲の痛みは一般的な鎮痛薬で効果を得られることが多いが、痛みが中に深く残る。
→	筋肉の痛み	筋肉が傷つき、断裂や損傷を起こすと、筋肉の痛みが生じる。骨や関節とは異なり、筋肉は柔らかいため炎症反応を引き起こしやすい。痛みの性質に応じて、鎮痛薬や抗炎症薬を併用することで治療効果が得られることが多い。
→	関節の痛み	関節部位で炎症を伴うことで、さまざまな原因で発生する痛みが関節痛である。骨や筋肉、靭帯などが関与している場合が多い。鎮痛薬や抗炎症薬を併用して治療するが、痛みの原因に応じた適切な治療が求められる。
神経障害性疼痛	神経そのものが傷つき、神経が圧迫されて痛みを感じることがある。感覚神経が原因で痛みが発生することが多く、鎮痛薬や抗炎症薬が効かないことがある。神経障害性疼痛には、特定の治療薬やリハビリテーションが必要となる場合がある。	
痛覚変調性疼痛 (nociplastic pain)	神経系の変換性を引き起こす。疼痛のあるときの感情の影響を明白に認識、あるいは痛みを引き起こす要因が無くても疼痛を感じることがある。侵害受容性疼痛とは異なる性質を持つ疼痛である。	

痛みの刺激がどのタイプかによって、感じる速度や感覚は変わります。やけどをしたときの「熱っ」という鋭い痛みなどは、この脳へと素早く送られた信号になりますが、あとからひりひり、ジンジンするというような鈍い痛みは、組織が傷ついたことによって、刺激がゆっくりと脳へと伝わったものになります。

一方、神経障害性疼痛は、外部からの刺激ではなく、神経自体が損傷や異常を起こした結果として感じる痛みです。神経系の損傷や機能不全によって、正常な痛みの信号伝達が乱れたり、異常な信号が発生したりすることで痛みが生じます。

また骨や筋肉、関節、内臓にも痛みを感じる受容器があり、病気などによって炎症を起こしたりすると、その刺激が脳に伝わり痛みが発生するのです。

痛みは慢性化するとひどくなる

一般的に1カ月以内で治まる痛みは「急性の痛み」といい、3~6カ月以上続く痛みを「慢性の痛み」といいます。痛みが急性の段階で治ればいいのですが、長く続いて慢性の痛みになると、痛みの悪循環に陥ることがあります。常に痛いと思っていると、神経伝達が増強されてしまい、わずかな刺激でも痛みを感じ、それがいつまでも続くという状態になります。

また痛みが発生して脳に届くと自律神経が命令を出して特定の筋肉を収縮させます。さらに交感神経も興奮して血液の流れが悪くなり、酸素の供給が不足します。その結果、ヒスタミンなどの発痛物質ができ、それが神経を刺激していっそう痛みが加わるのです。

一方で、私たちの体には痛みを抑制するしくみも備わっています。痛い箇所をさするなどの、触れるという別の刺激を与えると痛みが和らぐことがあります。そのほかにも、リラックスした環境下などでは、脳からセロトニンなどの痛みの伝わりを抑える神経伝達物質が放出されて痛みが緩和することがあります。また高い集中力を発揮しているときや、激しい運動をしているときにも痛みを感じにくいのは、体内で麻薬のような化学物質が作られているからです。

しかし、痛みが慢性化するとこうした体にもともと備わっている「痛みを抑えるしくみ」も働きにくくなってしまいます。その結果、痛みをより強く感じたり、いつまでも痛みが続いてしまうようになります。ですから、痛みはなるべく慢性化させないように早めに改善していくことが大切です。

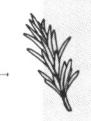

第2章

漢方は日本人の体質に最も適した医療

漢方の成り立ちと性質をひもとく

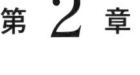

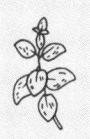

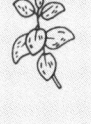

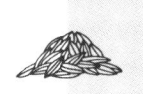

西洋医学の薬の限界

頭痛やひどい肩こりに襲われたときには、痛みを緩和するために鎮痛薬を飲んだり湿布薬を貼ったりして我慢することが多いです。私が整形外科医になった頃に比べると、昨今は痛みの治療で用いる薬の選択肢はずいぶん増えてきました。新しい作用の薬の登場により、効果的に痛みをコントロールできるケースも多くなっています。非ステロイド系抗炎症薬などの関節炎や筋肉痛に効果のあるものや、局所に塗布して痛みを治療する外用薬も使用され、患者の治療や症状の緩和に役立っています。

ただし西洋医学の薬は即効性がある一方で副作用もあります。神経障害性疼痛の治療薬では、ふらつきやめまいの副作用が知られています。また強い鎮痛効果をもつオピオイド系の薬は、吐き気や食欲不振、便秘などの症状が表れることがあります。こうした薬で痛みが和らいだとしても、めまいや吐き気で外出もできないというのでは、ＱＯＬがよくなったといえません。特に高齢世代では薬の作用が表れやすく、強い薬は飲みたくないと主張する人も多くいます。

痛みの感じ方というのはとても個人的な体験であり、必ずしも組織や神経の傷だけに由来するわけではありません。心理的・社会的要因など、その人の心身の健康状態やおかれている環境などによっても、痛みの表れ方や感じ方は異なるのです。

痛みには、外的な損傷などによる「侵害受容性疼痛」と、神経の異常による「神経障害性疼痛」がありますが、西洋医学の薬では対処しにくい、痛覚変調性疼痛があります。組織にも神経にも異常がみられないのに痛みがあるという場合です。

そこで痛み関連の学会では、組織や神経に異常がないのに痛みが続くものを、「痛覚変調性疼痛」と呼ぶようになりました。「侵害受容性疼痛」「神経障害性疼痛」のどちらにも当てはまらないにもかかわらず、苦しむ人が多いことから、医療のなかでの位置づけを明確にしようということでこのような名称がつけられたのです。

これらの例として、全身に痛みが生じる「線維筋痛症」、おなかの痛みや不調が続く「過敏性腸症候群」、腰、膀胱、骨盤の「原因不明の慢性痛」などがあります。こうした痛みの定義を明確にすることで、これまで有効な対処法がなかったものに対しても、新たな治療法や有効な薬の開発が進むことが望まれています。

私は整形外科医として患者の治療にあたってきたなかで、常にこうした状況に心を痛めてきました。どんなに治療してもなかなか治らない。だったら諦めて我慢するしかない。その結果ＱＯＬが低下し、最後はロコモへと移行してしまう。この悪い流れをなんとか解消できないかと悩みながらさまざまな治療法を検討するなかで、あることに気づきました。

慢性的な痛みは多くの場合、生活環境や患者個々の習慣や行動が原因となって身体のバランスが崩れることで生じています。運動不足や仕事の状況、日常生活のすべてが関わってきます。だからこそ痛みの症状や感じ方は患者によってバラバラで、みんな同じ一律の治療では効果を得られにくいという事態にもなります。そしてこれは年齢に関わりなく、高齢者でも若い人でも同じです。

患者個々で違う痛みに効果のある治療法、組織や神経は何ともないのに続く痛みに対する治療法、そうしたものを探し求めるなかで改めてその価値を見いだしたのが漢方でした。漢方は患者個々の体質や症状に応じて調合し、一時的に症状を取り除くのではなく、医食同源の思想をはじめとして、体質そのものを改善していく方法です。そこで私は漢方を整形外科領域の治療に取り入れることを考えました。

慢性的な痛みを抱える人々にとって、西洋医学の治療だけでは限界があることが多いです。そこで注目されるのが、伝統医学である漢方の役割です。漢方は、日本人の体質に最も適した医療として、その成り立ちと性質を深く理解することで、痛みの根本的な原因にアプローチします。漢方を取り入れることで、痛みのない快適な生活を送ることができるのです。

痛みを根本から治療する漢方

整形外科的治療法は痛みを緩和する対症療法としては一定の効果がありますが、痛みの根本を治療することはできません。そこに漢方治療をプラスすることで、個々の患者の体質そのものを改善し、痛みを根本から治療することが可能になります。

痛みに悩みながらも治療をあきらめて我慢していた患者と接するなかで、私はなんとかしてその痛みを取り去ることができないかと考え、40年前から整形外科的治療と漢方治療を連携させて治療にあたってきました。

もともと漢方の効果は整形外科領域の現場でも長く注目されてきました。従来の西洋医学的な治療で改善がみられない痛みに対して、漢方が有効性を発揮するケースは珍しくありません。漢方治療では、症状の根本原因をその人の生活習慣や体質を踏まえて診断し、治療方針を組み立てます。患者の体質を改善し、痛みの原因となっている身体のバランスのひずみを整えることで、痛みを根本から取り除くことができるのです。昨今では、保険適用で処方できる漢方薬も多くなり、一般のクリニックや地域に根差した病院などでも西洋医学とともに漢方治療を併用する医師も増加しています。

漢方では、痛みも全身のバランスのなかでとらえます。例えば、傷や炎症、内出血などによる侵害受容性疼痛は、傷をうけた部分に水（すい・体液）が溜まり、熱がこもっている状態ととらえます。そこで不要な水を排出して熱を冷ますような薬を使用します。

神経障害性疼痛は、血（けつ・血液や身体的組織）の不足や滞り（瘀血）ととらえて、それらを改善するための薬を選択します。3つ目の組織や神経の異常を伴わない痛覚変調性疼痛の痛みは気（き・生命力、生体のエネルギー）の異常ととらえ、不足した気を補ったり、気のめぐりをよくしたりすることで、痛みを取り除いていきます。このような原因がはっきりしない症状の改善は、漢方が得意とする分野の一つです。

漢方のよいところは一剤でさまざまな作用をもつことです。西洋医学の薬では、患部の炎症をとる薬、血流をよくする薬、不安を取り除く薬など、3～4種類やそれ以上の薬を使うケースが珍しくありません。その結果、副作用の害も大きくなりやすい傾向があります。

その点、漢方では痛みがとれただけでなく血圧も下がった、気分が前向きになったなど、心身の全体的な状態を底上げできることも珍しくないのです。漢方は、原因の分からない慢性痛のような、西洋医学では対処が難しい症状に対し効果を発揮します。

ただ、漢方といえどもあくまで治療法の一つであり、すべての症状が完全になくなるとは限りません。正しい薬を選べば、多くの人は効果を実感できると思いますが、漢方薬でも選び方や使い方を誤れば副作用が起きることもあるため、漢方ならすべて体にいいという過信は禁物です。

日本人に必要な漢方

漢方治療は植物や動物、鉱物などから作られた生薬を組み合わせた「漢方薬」を用いて行う湯液治療です。広い意味では、病気からの回復や健康保持を目的とした「養生」といった概念もありますが、最も端的にいえば漢方薬による治療を意味します。

漢方治療は患者一人ひとりの体質や体格、自覚・他覚症状などから、全身の異常を大局的に把握し、その人のもつ自然治癒力を高めることでつらい症状や異常を改善していくのが特徴です。また主たる症状だけでなく、全身的な体と心の状態を良好にしていくのが、漢方をはじめとした東洋医学の強みなのです。

漢方の原点となっているのは中国の伝統医学です。中国では古く春秋時代（紀元前

770~403年）には、すでに高い水準の医学があったといわれています。

こうした中国医学が仏教などとともに朝鮮半島を経由して日本にも伝来するようになったのは5~6世紀（古墳時代）の頃です。遣隋使・遣唐使が派遣されるようになった7世紀には、中国から医学や医療制度が導入されるようになり、わが国でも中国伝統医学による医療が行われるようになりました。

しかし西洋医学の台頭に伴って、漢方医学が危機に陥っていた時代もありました。明治維新を経た政府は、ドイツ医学をもとにした新しい医学制度を導入し、1883年には西洋医学の国家試験に合格しなければ、医師として開業できない医師免許制度が制定されました。その結果、漢方は「近代的、科学的ではない医療」として衰退の危機に陥りました。この頃は漢方の暗黒期ともいわれます。

その後日本の医療において、漢方医学が広く注目されていく契機となった出来事があります。1967（昭和42）年に、小太郎の漢方のエキス剤4品目が初めての医療用漢方製剤となったことです。

そして1976（昭和51）年には薬効分類に漢方薬・漢方製剤の項目ができ、保険に

漢方の歴史

年代	出来事
前漢時代（BC206-8）	最古の医書『黄帝内経』が著される。
後漢時代（25-200）	漢方医学の原点といえる『傷寒雑病論』と、最古の薬物書『神農本草経』が著される。
7 世紀頃	遣隋使・遣唐使によって中国から医学や医療制度が伝えられ、日本でも中国伝統医学による医療が行われるようになる。
17 世紀頃	田代三喜が中国（明）にわたり、当時の金元医学、李朱医学を日本に持ち帰る。以降、日本独自の漢方学が進展する。
19 世紀中頃	浅田宗伯が幕末期には将軍を診察する幕府の医師を、明治維新直後には皇室の侍医を務め、漢方診療を行う。
1883 年	明治政府が西洋医学の国家試験合格を医師免許の条件とする医師免許制度を制定。漢方医は衰退の危機に陥る。
1910 年	医師の和田啓十郎が『医界之鉄椎』を著す。
1927 年	和田啓十郎の弟子で医師の湯本求真が『皇漢医学』を著す。
1950 年	漢方を含む東洋医学を研究する学術団体「日本東洋医学会」が結成される。
1950 年代後半	サリドマイド事件や公害が社会問題となり、漢方復興の後押しとなる。
1967 年	小太郎漢方のエキス剤 4 品目が薬価収載され、初めての医療用漢方製剤となる。
1970 年代	大学病院などで漢方や東洋医学を研究する拠点が次々と作られる。また 72 ～ 74 年にかけて、厚生省が漢方製剤の承認審査基準や漢方製剤の基本的取り扱いを示した『一般用漢方処方の手引き』をまとめる。
1976 年	漢方薬・漢方製剤が薬価収載され、保険診療で漢方治療が行われるようになる。
1983 年	厚生省が漢方製剤の薬価削除を提案、日本東洋医学会の反対署名活動により見送られる。
1985 年	厚生省が医療用漢方製剤の新たな製造基準を通知。
1996 年	小柴胡湯の使用により間質性肺炎が報告され、漢方製薬メーカーや厚生省への批判が高まる。
2001 年	日本東洋医学会が EBM 委員会を設立し、漢方医学の客観的な有効性を明らかにするべく活動を開始する。
2004 年	全国の医学部で漢方がカリキュラムに組み込まれ、必修化される。
2011 年	医学教育の到達目標に「和漢薬の特徴や使用の現状について概説できる」ことが掲げられる。

よる日常診療で漢方治療が行われるようになり、日本の医学業界のなかで長らくおろそかになっていた漢方が注目を浴びるようになりました。これ以降複数のメーカーから漢方薬剤の申請が相次ぎ、漢方治療はれっきとした医療としての地位を確立しています。

天然物の生薬を組み合わせたのが漢方

漢方の普及に大きく寄与したのが、エキス製剤の開発です。顆粒や粉末、錠剤などのタイプがあり、品質が安定しているうえ、いつでも手軽に服用することができます。

そもそも漢方薬とは、薬効のある自然物から作られる生薬を2種類以上、一定の比率で組み合わせて作られた配合薬です。生薬というのは植物や動物の組織、鉱物など、漢方薬を構成する一つひとつの素材や、それらを保存のために乾燥・加工したものを指します。

漢方薬はいろいろな薬効をもつ生薬を組み合わせることで、それぞれがお互いの働きをコントロールし効果を高めています。例えば、アレルギー性鼻炎でよく使われる漢方薬に「19小青竜湯」があります。これは8種類の生薬から構成されています。このうちのひとつ、麻黄には発汗、せき止め、解毒の作用がある反面、吐き気を催したり、中枢神経を興奮させるという副作用があります。しかし一緒に配合されている芍薬や甘草には血液循環をよくしたり、抵抗力をつける作用があり、これらが麻黄による副作用を緩和しています。このように複数の生薬を配合することにより、おだやかなはずの生薬由来の漢方薬が強力な効果を上げることもできるのです。

漢方薬と民間薬、西洋薬の違い

漢方薬と混同されやすいものには、民間薬もあります。民間薬とはあまり聞きなれない言葉かもしれませんが、昔からの口伝えなどによって伝承されてきたもので、理論や科学的根拠が確認されていないものを指します。ふつうは生薬を1種類だけで用いるもので、身近な植物などをそのまま、あるいは乾燥させたり煎じたりして使用します。それぞれの処方や用量、効果、禁忌などもよく分かっておらず、漠然としているのも特徴

漢方薬と民間薬の比較

	漢方薬	民間薬
使用される生薬	2味以上が多い、植物では地下部が多い、鉱物も使用	単味が多い、全草が多い、動物も使用
処方の起源	医書	民間伝承、本草書
処方名・対象	固有名詞、複合症状（証）	なし、単一症状または病名
用法	経験の底に理論がある（東洋医学的）	専ら経験的で理論がない
禁忌	指定されている	指定されていない
効果	限定的だが正確	一般的で漠然
医師の診断	要	不要
例	葛根湯、小青竜湯、大柴胡湯、八味地黄丸、消風散、安中散	ゲンノショウコ、ハコベ、ドクダミ、レンセンソウ、センブリ、カキバ

出典：鎌野俊彦『基礎から学ぶハリ・漢方療法の実際』p.103 図版

です。漢方薬と民間薬の違いをまとめると、上表のようになります。

西洋薬とは、天然物からある成分を抽出・精製したり、薬効のある成分を化学的に合成したりして作られるものです。その効き目はたいへん鋭く、即効性があります。反面、その刺激によって思わぬ副作用が生じることもあります。

漢方薬のさまざまな剤型

今では漢方薬というと顆粒などのエキス製剤を思い浮かべる人が多いと思いま

すが、本来の漢方薬には水で煮出して飲むものなど、さまざまなタイプがあります。その種類には、次のようなものがあります。

◉**湯剤**

1葛根湯や27麻黄湯など、「湯」がつくものが湯剤です。漢方薬を水で煎じ、濾《こ》してかすを取り去った残りの薬汁を服用するもので、いわゆる煎じ薬です。特徴としては液体なので体内での吸収が速く、効果が速やかに表れるため急性病に適しています。漢方薬のなかではこのタイプが最も多いです。

◉**丸剤**

配合する生薬を細かく砕いて粉末にし、蜜や水などでねり合わせたものを丸剤といいます。7八味地黄丸や25桂枝茯苓丸など、名称の末尾に「丸」がつきます。丸剤は体内での吸収が比較的遅く、作用が緩慢なために慢性病や熱性病の重症なものに適しています。保存しやすく、取り扱いが簡単で服用しやすいのもメリットです。

◉散剤

配合する生薬を砕いて混合したものを使用します。5安中散、17五苓散、35四逆散など「散」の字がつくのが特徴です。吸収が速やかで薬効が表れるのも早く、保存もしやすい型です。散剤のほとんどは内服薬ですが、外用散剤（錫類散）もあります。

◉膏剤

膏剤には外用薬と内服薬があり、外用薬は、使用する生薬を油で煮詰めるなどして紙や布に塗って体に貼ります。現代でいう軟膏や湿布薬です。代表的な外用薬には501紫雲膏があります。内服薬は煎じ薬を煮詰めて、氷砂糖や蜂蜜などを加えたもので、シロップ薬のようなものです。

◉丹剤

金石薬が精錬を経て、化学薬品となったものを「丹」といいます。

漢方の普及に欠かせなかったエキス製剤

近年、漢方製薬メーカーのほとんどが製造しているのがエキス製剤です。製造方法により、次の2つに大別されます。

①エキスに賦活剤を加えたもの
②エキスに生薬の粉末を加えたもの

エキス製剤にも粉末、顆粒、細粒、錠剤、カプセル剤といった種類があります。煮出すなどの手間がなく、使用方法による含有成分のばらつきがなく、安定して使用できるのが特徴です。

現在のような医療用漢方製剤が登場したのは、1950年代（昭和30年代）のことです。それ以前の昭和初期から、漢方薬をより簡便に使用するための模索は行われていました。漢方薬を長期にわたって煎じて服用するのは、たいへんな努力を要します。調剤・処方する側にとっても、生薬の品質の判定から保管、調剤など、漢方薬として一定の品質を確保するためにかなり苦労が伴います。

そこで戦前から、国の機関や民間で漢方のエキス剤を製造するための研究が行われてきたのです。薬価収載までの道のりは、当時の社会情勢や技術革新、製薬メーカーの存在、法的整備など種々の要因が重なり合ってのものでした。当時の日本医師会長　武見太郎（現厚生労働大臣　武見敬三の父）、津村順天堂社長（現・ツムラ）津村重舎、大塚敬節をはじめとする漢方界が、一致協力した結果、1967年に小太郎の十味敗毒湯、葛根湯、五苓散、当帰芍薬散等が薬価収載され、初めての医療用漢方製剤となりました。1976年に薬効分類に漢方薬・漢方製剤の項目ができ、多種類の医療用漢方製剤が薬価に収載され、保険による日常診療で漢方治療が行われるようになりました。

その後厚生省が漢方製剤の承認審査基準や漢方製剤の基本的取り扱いを示した『一般用漢方処方の手引き』をまとめ、一般用医薬品として承認された漢方210処方の用法・用量や効能効果などを示しました。それにより、一般の医療機関での漢方診療・漢方薬の処方が一気に拡大したのです。

さらに1985年には厚生省が医療用漢方製剤の新たな製造基準を通知し、漢方製剤の品質が、より厳格に定められるようになりました。こうした変遷を経て、手軽に処方・使用ができる医療用漢方エキス製剤が広まっていきました。漢方エキス製剤の特長をまとめると次のようになります。

①煎じ薬などに比べ、服用の手間が大きく省ける
②質が均一で、より厳密な使用ができる
③調剤が簡単で、調剤時の過誤も少ない
④体格や症状、進行度など（証）に合わせて、使用量を簡単に加減できる
⑤長期に保存がきき、保存中の管理もしやすい
⑥顆粒剤や錠剤は、散剤のように口中に付着せずに服用感がよい
⑦携行にも便利で、場所や時間を問わず服用できる

漢方薬の番号はどのように決まったのか

漢方薬の番号については、日本薬科大学教授の新井一郎氏の論文（日本の漢方製剤産業の歴史：薬史学雑誌　２０１５年）があります。

元々各社がそれぞれ異なる番号をつけていましたが、シェアを伸ばしたツムラに他社がそろえていくようになります。ツムラよりも先に販売を開始した小太郎も、１９９０年頃からツムラにそろえるようになりました。

そのツムラの番号は、ツムラの研究者だった小根山隆祥氏の実験ノートにつけていた番号だといいます。小根山氏のインタビュー記事から抜粋すると、「当時、漢方製剤の製品番号は研究したときに私がつけていたノートの番号なんです。１番は葛根湯、２番は葛根湯加川芎辛夷、３番は乙字湯、４番は死番で欠番となった。５番が安中散と続くわけです。それが今ではカネボウ（現クラシエ）さんも小太郎さんもオースギさんも全部が同じ番号を使っています。この番号は特に疾患別でもなく系統的な意味合いもまったくなかったんです。お医者さんからはよく分からない番号だなと言われたものです」

で答えています。

現在も4番、13番、42番、44番、49番、94番は死番で、欠番になっています。

漢方薬の名称には常用漢字ではない漢字が多く使われており、すべて正確な漢字を書くことは至難の技です。当時、医師から、製剤名が書けない、書くのが面倒というような声が上がり、メーカーは、漢方製剤名のハンコを作って配布していました。しかし同時に、番号を書くだけのほうが良いという医師も多く、漢方製剤番号が使われるようになりました。確かに葛根湯と書くよりは1番のほうが簡単です。

私は、日本で漢方製剤が広く使えるようになった要因として、漢方製剤番号をつけたことが挙げられると考えています。


本家本元の中国では、煎じ薬が主流です。今までは日本国内でも、煎じ薬の処方が行われていました。漢方エキス製剤が日本で開発・研究され、漢方エキスを乾燥させ賦形薬を加えて顆粒（小さな粒状）剤や錠剤のような飲みやすい製品にしたもので、これを分包、または瓶に詰めたりして商品にしています。その結果、患者にとっては服用が簡便になったことは、特筆すべき日本の技術であると考えます。その結果、国内での漢方薬の普及に大いに役立ちました。

高齢化・複雑化した現代に、漢方医療は不可欠な存在に

国が示す『一般用漢方処方の手引き』はその後にも類方や新規処方が加えられていき、2013年に発表された『新 一般用漢方処方の手引き』には、全294処方が収載されています。そして今では、多くの病院や市中のクリニックなどでも漢方薬は日常的に使用される薬剤となっています。

日本漢方生薬製剤協会の資料によると、医師が漢方治療を始めた理由として、次の3点を挙げています。漢方治療の現状がよく分かる記述ですので、少し引用します（同協会「漢方ですこやか生活」2016年）。

(1)『西洋薬の治療で十分な効果がなかった疾患に、漢方薬の治療が効果を示す場合が

ある』……西洋医学と漢方医学のそれぞれの利点を活かし、治療の幅を広げ、治療効果をあげるという考え方です。

(2)**『学会や医学雑誌への論文投稿が増え、漢方薬の作用メカニズムが解明されつつある』**……海外の権威ある医学雑誌への漢方薬に関する論文投稿数は、10年前と比べると倍増し、年間約100論文に迫ろうとしています。それだけ海外からも注目され、評価をされていることがうかがえます。

(3)**『患者さんから漢方治療を希望された』**……以前は、患者さんが治療に希望を伝えることは難しかったようですが、漢方外来や漢方診療科の増加もあり、患者さんの希望に沿った治療を、考えていただける環境になりつつあるのだと思われます。

さらに医師を養成する医学教育のなかでも、漢方が取り入れられるようになっています。2004年には全国の医学部、医科大学（80大学）のカリキュラムに漢方が組み込まれ、必修化されました。

これは西洋医学のみを「正式な医学」としていた明治期以降のわが国の医学教育のな

かで、大きな転換点といえます。私たち国民に深く根差した漢方医学を取り入れ活用していくことで、今後さらにほかの国には類をみない独特の医学が発展していく可能性があります。特に社会が高齢化し、西洋医学では対処がむずかしい慢性疾患や長引く痛みなどの症状をもつ人が増えている今、漢方医学の果たす役割はますます大きくなっています。

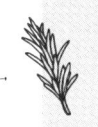

第3章

身体の「ひずみ」を矯正し、
内側から痛みを取り除く

自己治癒力を最大限に高める漢方の考え方

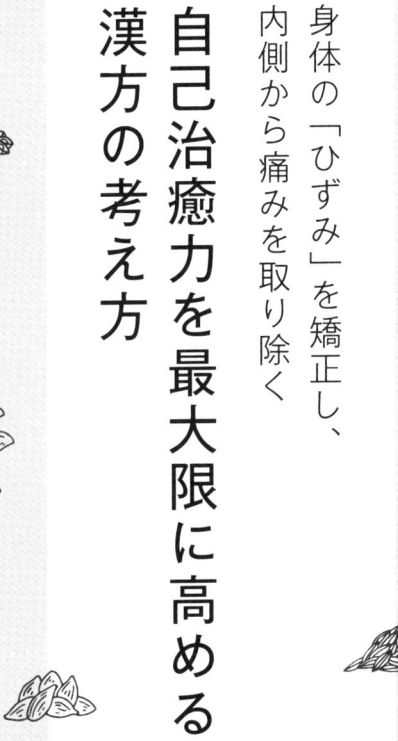

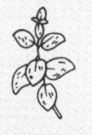

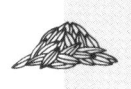

漢方は「ひずみ」を正し、自己治癒力を高める

私たちの体には、外の環境が変化しても体内の状態を一定に保とうとする働き、すなわち恒常性維持機能（ホメオスタシス）が備わっています。

西洋医学でいうと、ホメオスタシスは大きく神経系、内分泌系、免疫系という3つに分けることができます。神経系は自律神経の交感神経・副交感神経の働きにより、体温や呼吸、心拍、血流などをコントロールしています。内分泌系はホルモン分泌をつかさどり、免疫系はウイルスなどの病原体をはじめとした異物から体を守るシステムです。

こうした恒常性が正しく機能していれば、気温差にさらされても、風邪のウイルスのような病原体に触れても、私たちの体は健やかな状態を保つことができます。反対にそれらの働きのどこかがうまくいっていないと、疲労感や凝り、痛みといった異常・不調が表れたり、感染症などの病気の原因になったりします。

一方、漢方では気・血・水という3つの流れによって、ホメオスタシスが保たれると考えられています。気・血・水の流れがスムーズであれば心身ともに充実し健康に過ごすことができますが、逆にどこかに不具合があると、痛みなどの不調として表れてきます。

また漢方では、痛みの発生の病因として、寒さ・暑さ、湿度といった外部の環境からくるもの（外感）、ストレスやイライラなどの心理面も含めた本人の内部からくるもの（内傷）、体の外部（外傷）からくるものに分けています。

①外感　六淫（風・寒・暑・湿・燥・火）：温度や湿度の環境の変化
②内傷　七情（喜・怒・憂・思・悲・恐・驚）：精神的な情動の過度の変化
飲食不節制（暴飲暴食・偏食など）
疲労倦怠（肉体的、精神的疲労）
③外傷　打撲・熱傷・切傷など

さまざまな原因によって、気・血・水の流れのどこかに〝ひずみ〟が生じると、痛みが表れます。その人の症状や体質に合った漢方薬を使用することで、そのひずみを整えていくのが漢方の治療です。気・血・水の流れが低下しているところは高め、上がりすぎたところがあれば下げるようにして、全体のバランスを整えます。それによってその人が本来もっているホメオスタシスが正しく機能するようになり、自己治癒力が高まって痛みや不調が改善していくのです。

「気」は生体のエネルギー。気を治療すると血・水も整う

体を維持する3要素である気・血・水について、さらに詳しくみていきます。気・血・水を分かりやすく言い換えると、次のようになります。

①気は生命活動を営む根源的エネルギー【気の失調：気虚、気鬱（気滞）、気逆】
②血は生体を物質的に支える赤色の液体【血の失調：瘀血、血虚】

③水は生体を物質的に支える無色の液体【水の失調：水毒】

気（き）とは、生命活動を営むエネルギーのことです。「元気」「やる気」の気です。気には体や体内の臓器、血、水を動かす作用があり、西洋医学でいえば自律神経系や内分泌系の働きに相当します。「気が晴れない」「気が滅入る」といわれる状態はうつ病や身体表現性障害、自律神経失調症などに分類できます。

漢方では気が失調することによってすべての病気が起こると考えられており、反対に気が整うと血や水の流れもよくなり、すべての病気が改善するとされます。気の失調としては気虚、気鬱（気滞）、気逆が挙げられます。

◉気虚　生命エネルギーが不足している状態

まず気虚とは「気が虚ろ（うつろ）」と書くように気が量的に不足している状態です。臨床的には、やる気が出ない、だるいなどのほか、次のような症状を指します（チェックポイントは『KAMPO STUDY NOTEBOOK』千福貞博より引用、以下同）。

●気虚チェックポイント

□全身の倦怠感
□疲れやすい
□意欲の低下
□食欲不振
□息切れ
□風邪をひきやすい
□目がかすんで頭がクラクラする
□普段から汗をかきやすい

●気を補う薬：生薬としては、人参、白朮、黄耆、甘草、茯苓があります。漢方薬では代表的な補気薬として41補中益気湯、48十全大補湯などが挙げられます。

◉気鬱（気滞）　気の流れが停滞している状態

気が滞ると一般的な症状としては抑うつ気分、意欲低下、不眠等の症状が現れます。

漢方で重要な気鬱があるときの身体的反応としては、閉塞感（のどが詰まる、胸が詰まる、息が吸いづらいなどと表現する）があります。また消化器症状としては膨満感（胃が張る、お腹が張る、ガスがたまる）を訴えることもよくあります。『徒然草』の中でも「物言わぬは腹膨るる業なり」という記述がありますが、言いたいことも言えずにストレスを溜め込んでいると、実際に胸や腹部に張りやつかえを感じるようになります。

●気鬱チェックポイント

□気分がすぐれない
□イライラしやすい
□不眠
□のど、胸のつかえ感
□腹部の膨満感
□げっぷがよく出る

●気鬱に使う主な生薬：生薬としては陳皮、枳実、蘇葉、厚朴、半夏があります。漢方薬としては16半夏厚朴湯、24加味逍遙散、39苓桂朮甘湯《りょうけいじゅつかんとう》、70香蘇散、82桂枝人参湯などがよく使われます。

◉気逆　上から下へ巡るべき気が逆流した状態

気は上から下へと流れていきますが、気逆は、文字どおり気が逆流することです。臨床症状的には、のぼせる、足が冷える、動悸がする、イライラするなどの症状がみられます。

●気逆チェックポイント

□冷えのぼせがある
□イライラしやすい
□吐き気がある
□頭痛がする
□めまいや立ちくらみが起きやすい
□咳や喘息がある

●気逆に使う主な生薬：気逆の治療では桂皮・甘草。精神不安定の改善には竜骨・牡蛎が有効です。気逆の治療の代表的な3方剤としては次のものがあります。12柴胡加竜骨牡蛎湯（実証の人に）、11柴胡桂枝乾姜湯、26桂枝加竜骨牡蛎湯（虚証の人に）。

「血」は、生体を支える赤い液体。血の滞りがさまざまな不調を生む

血は、生体を物質的に支える赤い液体です。おもに血液と考えていいでしょう。血は全身を巡り、組織に酸素や栄養、エネルギーを運ぶほか、ホルモンバランスの調整も担っています。血の失調としては、瘀血と血虚があります。

◉瘀血　血の巡りが悪い状態

スラスラと流れるべき血が何らかの原因によりつかえて、スムーズに流れなくなった状態です。血液の性状の変化、血管壁の変化、血液のうっ滞などにより、血の流れに障害を生じることで、人体に悪影響を及ぼします（血管外に漏出した非生理的な血も含む）。

瘀血が起こる原因としては過食（高脂肪・高蛋白・動物食）や外的ストレス（寒・湿・熱）、精神的ストレス、運動不足、睡眠不足、便秘、打撲、手術、ステロイド剤などが挙げられます。

●瘀血チェックポイント

□目の周りにクマがある
□シミやソバカス、肌荒れがある
□唇や歯茎、舌が暗赤色
□皮下出血を起こしやすい
□月経異常がある

□冷え症
□痔疾
□下腹部を押すと圧痛、凝り、抵抗がある

●**瘀血に使う主な生薬：**牡丹皮、桃仁、当帰、冬瓜子があります。また代表的な駆於血剤としては次の3方剤があります。

①**23当帰芍薬散**（顔青白、痩せ型、冷え症、生理痛、血虚＋水毒がある人に）
②**24加味逍遙散**（イライラ、肩こり、冷えのぼせ、ホットフラッシュがある人に）
③**25桂枝茯苓丸**（赤ら顔、体格がしっかり、月経不順、下腹部に圧痛がある人に）

◉**血虚　血が不足している状態**

血虚とは、血そのものの不足や血の機能低下により、組織に必要な栄養や潤いなどが届かなくなっている状態です。

●血虚チェックポイント

□皮膚や唇の乾燥、荒れ
□脱毛
□爪が割れやすい、変形する
□傷が治りにくい
□月経異常がある
□イライラ、不眠
□かすみ目
□こむら返り（筋痙攣）

●血虚に使う主な生薬：地黄、芍薬、当帰、川芎があります。漢方薬では、不足した血を補い、体を温めて潤す作用を持つものが有効です。

「水」は、生体を支える無色の液体。水の分布異常が痛みに関係

水とは、生体を物質的に支える無色の液体です。血液以外の体液全般を表し、西洋医学でいう水分代謝や免疫システムに関わっているとされています。水の失調としては水毒があります。

◉水毒　水のかたよりが生じている状態

水毒とは、組織や器官に不必要な体液が停滞していることで異常が生じるものです。水分バランスの異常を意味し、胃内に水分が停滞する胃アトニーや心疾患による浮腫（むくみ）なども水毒の一つです。

水毒が起こる原因としては外的因子（風、寒、湿）、五臓の異常（特に腎）、気、血の異常などが挙げられます。

水の異常の特徴には、①天候によって変動する（特に雨降り前に痛みなどが強くな

る)、②同時多発性(ただし左より右に出やすい)、③重い感じや鈍い痛みを訴える、④冷えを伴うことがある(時に発熱)、⑤分泌の異常(喀痰、唾液、鼻汁、尿、便等)と水の停滞(浮腫、胸水、腹水、胃内停水等)、⑥気、血の異常を伴う、という特徴があります。

●水毒チェックポイント

- □浮腫
- □関節や腹部、胸部に水がたまる
- □尿の異常(尿量減少、尿意頻数、尿遅延)
- □汗などの分泌過多(発汗、唾液、涙液、鼻水過多、下痢)
- □頭痛、めまい
- □口渇
- □こわばり
- □動悸、耳鳴り

□身体が重い感じ
□お腹がごろごろ、ちゃぷちゃぷと鳴る
●**水毒に処方される薬**：生薬では茯苓、朮、猪苓、沢瀉、木通、麻黄、半夏、生姜、乾姜、細辛、呉茱萸、杏仁などがあります。水の偏りを正す漢方薬としては4タイプがあります。
①**17五苓散、30真武湯、7八味地黄丸**（全身型）
②**20防已黄耆湯**（皮膚・関節型）
③**19小青竜湯、36木防已湯**（胸内型）
④**69茯苓飲、21小半夏加茯苓湯**（心下〈みぞおち〉型）

中国最古の医書である『黄帝内経《こうていだいけい》』では、「通則不痛、不通則痛」と記載されており、訓読みすれば「通じれば即ち痛まず、通じざれば即ち痛む」と読めます。気・血・水の流れが体内で停滞することにより痛みが発生するという漢方独特の考え方です。

関節痛、神経痛のような痛みと、瘀血《おけつ》・水毒の関係

気・血・水と痛みとの関係について、特に強調しておきたいのが瘀血と水毒です。気、血、水の流れが詰まって通行しなくなると瘀血や水滞（水毒）が生じます。瘀血、水毒があることで痛みが発生しやすくなり、また痛みが増強するようになります。西洋医学的にいえば、ストレスや冷え、血流障害、浮腫といった要因が、痛みやしびれを発生・増悪させるということです。

このような考え方から漢方では痛みに対して祛風（気を補って風の邪を除く）、散寒（血を補って体を温めることで寒の邪を発散して追い出す）、除湿・利水（利水作用により水毒を是正する）を適切に組み合わせて処方し、痛みの治療にあたることもあります。漢方薬の補気、補血、利水作用が鎮痛補助として役立つということです。

こうした冷えやストレス、血流障害などからくる痛みの治療の第一選択薬としては、18桂枝加朮附湯があります。冷え症で比較的体力が低下した人の関節痛や寝汗、朝の手のこわばり、尿量減少などに効果があります。

また18桂枝加朮附湯にも含まれる生薬の一つである「附子」には、振興、強心、鎮痛、利尿、祛寒、抗炎症作用があります。附子を含む漢方薬には、慢性痛の痛みの治療に役立つものが多くあります（附子については87ページも参照）。

その人の「証」を見極めて、治療をするのが漢方

漢方の治療において気・血・水の状態とともに重要なのが、その人の「証」を正しくつかむことです。証とは、その人の体力や体質、抵抗力、病気の進行度などを表すものです。同じ病気にかかったとしても、患者それぞれの体力や体質が異なりますから、当然症状や進行具合といった証も一人ひとりで異なります。「漢方は証に始まり、証に終わる」といわれるほど、証は診断の基本となるものです。証に従ってふさわしい漢方薬を選ぶことが、漢方の治療の根幹になります。

証を決定するためには、病気の①病位、②病期、③病性、④病勢という4つを把握することが必要です。

①病位（病気がどの位置にあるか／表裏）

病気が体のどの位置にあるのかという、「表裏」をみるものです。体の表面に近い部分にあるものが表証であり、消化管など体の中心に近いものは裏証です。その中間にあるものは半表半裏証です。基本的に病気は体の表から裏へ進行していくので、慢性化したものは痛みや苦痛がどこにあっても裏証と判断します。

②病期（病気の進行度、経過）

病状というのはたえず変化し、動いています。例えば典型的な経過をたどる急性熱病であれは、発症から発熱などの急性症状のピークまでを陽証病期、ピークを過ぎて体力を消耗し死に至るまでを陰証病期として、全体を6つの病期に分けることができます。

③病性（病気の性質／陰陽、寒熱）

病性は病気の性質を陰陽や寒熱で表します。陰陽というのは、東洋思想の基本をなすものです。一方を陰、他方を陽と仮定して、すべてのものの性質と作用を比較しています。

陰陽と体力と病毒の量的推移の関係

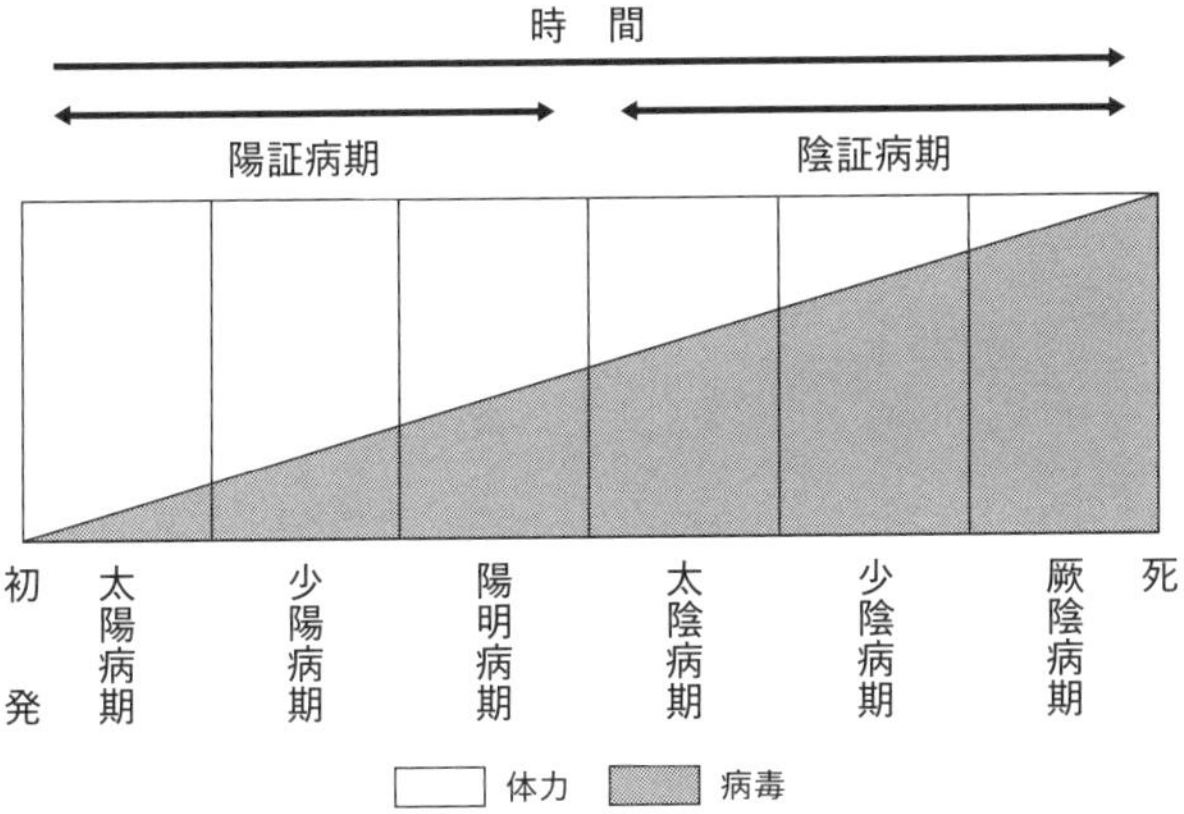
時　間
陽証病期
陰証病期
初発
太陽病期
少陽病期
陽明病期
太陰病期
少陰病期
厥陰病期
死
体力
病毒

病気を陰陽説の概念から考えると、陽は病人の症状が活動的で外に現れやすく、熱状を呈している状態です。それに対して陰は、病人の症状が静的・消極的で内に潜んでいて外に現れにくいのが特徴です。

また病気の性質を寒熱で表すこともあります。新陳代謝の低下、悪寒、体温低下などがあるのが寒証で、反対に新陳代謝の亢進、体温上昇、のぼせなどがあるものが熱証となります。

症状別に診た実証・虚証

	実証	虚証
体格	ガッチリとして筋骨たくましく丈夫そうに見える人（体力のありそうな人）	痩せていて弱そうな人、水太り体質の人（体力のなさそうな人）
声	力があって大きな声ではっきりしゃべる人 声に張りがある、発音が明瞭	小さな声ではっきりしゃべらない人 声に張りがない、発音不明瞭
行動	姿勢が良く活発に動く、積極的	前かがみであまり動きたがらない、消極的
皮膚	つやが良く潤いがある。 血色が良い。顔色は赤味が多い	乾燥していてつやがなくカサカサしている。血色が良くない
疲労感	少々動いてもあまり疲れない、また疲れてもすぐ回復する。	すぐ疲れる、動悸・息切れ・めまいが起こる。脱力感が強い、疲れがとれない
抵抗力	強い	弱い
汗	汗が出ない（無汗）	自然に汗が出る（自汗）、盗汗
大便	便秘	下痢、軟便
脈	力のある脈	力のない弱々しい脈
舌	乾燥している	湿潤している
腹（診）	弾力性がある	弱々しく力がない

④病勢（病気に対する抵抗力、体質／虚実）

病気に対する対抗力や病気との戦い方を見るものです。体力や体質といってもいいと思います。病勢は「虚実」として判断します。

- **実証**……体力が充実し、病毒が体内にあってもこれと対抗しているものを指します。
- **虚証**……病毒によって生命力が衰え、対抗が困難なものをいいます。

体格や体質、症状別に実証・虚証を表すと右ページの表のようになります。分かりやすくいえば、実証はがっちりした体格で体力がある人です。男性やスポーツをしているような若い人では実証が多くみられます。虚証はやせ型、または色白でぽちゃぽちゃとした水太りで、体力がなさそうな人です。女性や高齢者では虚証の人が多くなります。漢方の診察・治療でいちばん大切なことは、虚実を見分けることです。その人の体力、体質に合った漢方薬を選ぶことで過剰なところを抑え、足りない部分を補って体調を整えます。

漢方の診療をする医師は、このようなポイントを調べて患者の「証」を決定します。さらに表裏のうち、広範囲の疾病を含む裏証は、病気の位置をもとに「上焦（呼吸器系疾患）」「中焦（消化器系疾患）」「下焦（泌尿・生殖器疾患、全身疾患の重篤なもの）」に分けられます。数多い漢方薬の方剤のうち、最も基本となるものを「基方」といいます。基方をもとにして、症状や体質に合わせて最も適した漢方薬を選んでいきます。

表証、裏証を区別するポイント

	表証	裏証	半表半裏
苦痛の部位（問診によるチェック）	頭痛、首筋の痛み、肩こり、腰痛（ただし慢性の痛みは裏証とする）	胸痛、腹痛、内臓の痛み	
熱（問診によるチェック）	発熱（熱が急に上昇し、高熱が続く西洋医学でいう稽留熱）	潮熱（熱が上がったり下がったりを繰り返す。西洋医学でいう弛張熱）	寒熱往来（発熱と悪寒が不規則に現れたり、消えたりする。間歇熱）
脈（切診によるチェック）	浮脈（軽く指を当てるだけで強く脈が触れ、指を押すと脈が消えてしまう）	沈脈（強く指を押すとはっきり触れる脈）	

熱証、寒証を区別するポイント

	熱証	寒証
顔色（望診によるチェック）	赤い、または充血して赤黒い黄色い（黄疸が認められる）（顔が赤くても全身が際立って白い場合は寒証とする）	顔色が白い、またはツヤがなくてどす黒い
口渇（問診によるチェック）	激しい口渇を訴える	
飲料に対する好み（問診によるチェック）	冬でも冷たい飲料を好む	夏でも温かい飲料を好む
冷暖房に対する好み（問診によるチェック）	冬でも暖房が苦手であると訴える	夏でも冷房が苦手であると訴える
便秘と下痢（問診によるチェック）	便秘傾向がある	下痢傾向がある
尿色（問診によるチェック）	尿色が黄色味を帯びて濃く、少量である	尿色が薄く透明に近く、比較的多量である
目やに（問診によるチェック）	濃い目やにが日常的に、かつ大量に出る	
痰、鼻汁（問診によるチェック）	濃い痰や鼻汁が少量出る	薄い水様の痰や鼻汁が多量に出る
月経（問診によるチェック）	周期が早めで、量が多い	周期が遅めで、量が少ない 無月経
脈（切診によるチェック）	数脈（脈拍数の多い脈）	遅脈（緩慢で徐々にくる拍動）

実証、虚証を区別するポイント

	実証	虚証
体格（望診によるチェック）	がっしりして筋肉質である	色白でぽちゃぽちゃ太っている
声（問診によるチェック）	声にハリがある	声にハリがなく、弱々しい
疲労感（問診によるチェック）		疲れやすい、寝起きが悪い、だるい等の訴えがある
便秘・下痢（問診によるチェック）	便秘傾向がある	下痢傾向がある
自汗（問診によるチェック）	自汗（運動もしないのに自然に汗ばむこと）がある	無汗（自然にしていれば汗が出ない）
腹診（切診によるチェック）	腹力があり、硬い	腹力がなく、柔らかい

漢方の五感を使った診察法「望・聞・問・切」

これまで「証」の種類や見分け方について述べてきましたが、漢方診療では患者の「証」をつかむための独特の診察法があります。それが「望・聞・問・切」という四診です。聴診器や顕微鏡、各種の検査機器もない時代から行われてきたもので、見る、声や音を聞く、においを嗅ぐ、病歴や症状を尋ねる、手で体に触れるなど、医師の五感を使って診察をするのが特徴です。それぞれの診察法は以下のようになります（日本漢方生薬製剤協会「漢方ですこやか生活」より引用、一部筆者が改変）。

◉望診（視覚をもちいる診断）

体のさまざまな部位を目（視覚）で観察する診断法です。顔色や肌のハリ、目の輝きなどを見ますが、特に舌の観察（舌診、83ページも参照）が重視されます。

◉聞診（聴覚、嗅覚をもちいる診断）

耳（聴覚）と鼻（嗅覚）による診断法です。声のハリや咳の種類、おなかのグルグルという音、さらには口臭や体のにおいまで確認することもあります。

◉問診（病歴や自覚症状を聞き出す診断）

病歴や自覚症状などを聞き出す診断法です。現代医学でも行われる診察ですが、食事の好み、例えば甘いものや熱いものが好きかといったことや、気候や気温に関して暑さには強いが寒さが苦手など、証の診断に必要なさまざまなことを尋ねて確認します。

◉切診（手で患者に直接触れる診断）

手で直接触れる（触覚）診断法です。手で体に触れて脈をみるほか、日本で特に発展したのが腹診です。おなかのさまざまな箇所に手で触れ、皮膚や筋肉のハリ、押したときの圧痛の有無などを調べます（次項も参照のこと）。

切診のなかでも特に重要なのが「腹診」

「望・聞・問・切」という四診のうち、特に重要なのが切診の一つである「腹診」です。日本で発展し、完成しました。腹部に指先を当てて押し、その抵抗感をみたり、筋肉の硬さ・柔らかさ、触れると血管の拍動を感じる箇所があるか、などを確認します。腹診によって患者の体に現れている具体的な症状を把握し、それに適した方剤（漢方薬）を決めます。

腹診で確認できる症状と、おもな適応方剤を挙げておきます。

①心下痞こう（圧迫するとみぞおちに抵抗感があり、病人は時々圧痛を訴える）
適応方剤：17五苓散、14半夏瀉心湯《はんげしゃしんとう》、32人参湯、43六君子湯《りっくんしとう》、69茯苓飲

②心下痞堅（心窩部が板のように堅く、弾力がない）
適応方剤：36木防已湯

③**心下痞**（心窩部がつかえるという自覚症状がある。他覚的には、抵抗や圧痛が感じられない。心下痞を訴える人には腹水音が認められることが多い）

④**腹満**（腹部が全般的に膨満している状態）

適応方剤：１０２当帰湯、１３３大承気湯、60桂枝加芍薬湯、１００大建中湯、
１３４桂枝加芍薬大黄湯

⑤**心下満**（心下痞満／心窩部だけ膨満している。心窩部につかえる感じがあり、この部分が膨満しているものを心下痞満という）

⑥**胸脇苦満**（肋骨の下部の左右に片側ずつ軽く指先を当てて押すと抵抗があり、病人は圧痛、苦痛を訴える）

適応方剤：12柴胡加竜骨牡蛎湯、10柴胡桂枝湯、９小柴胡湯、８大柴胡湯

⑦**腹皮拘急**（腹直筋の緊張／左右ともに緊張していたり、片方のみの緊張が強いもの。または上方のみが緊張しているもの）

適応方剤：54抑肝散、60桂枝加芍薬湯、68芍薬甘草湯、72甘麦大棗湯《かんばくたいそうとう》、99小建中湯、１００大建中湯

腹部に現れる症状

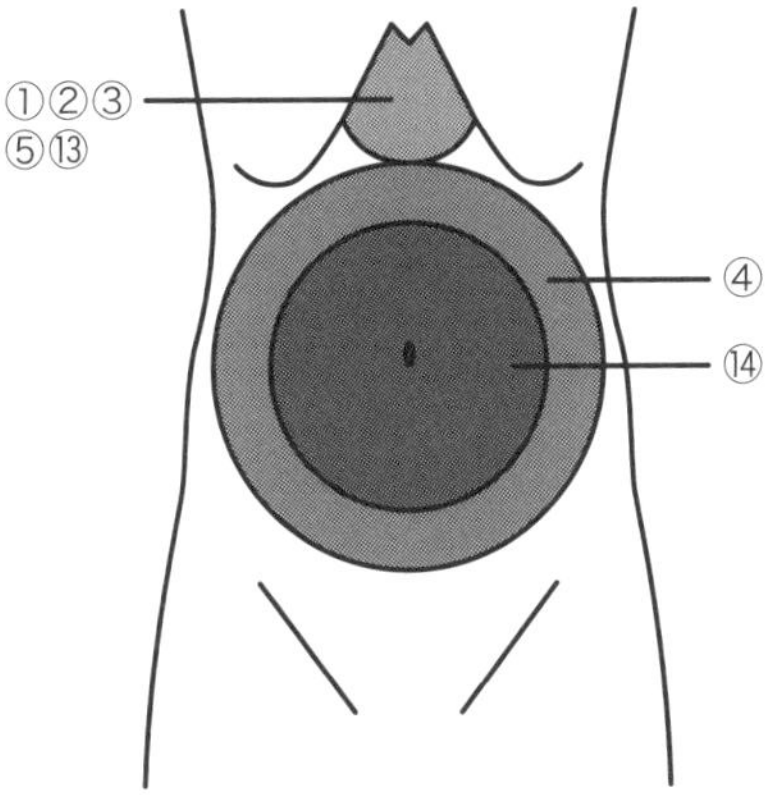

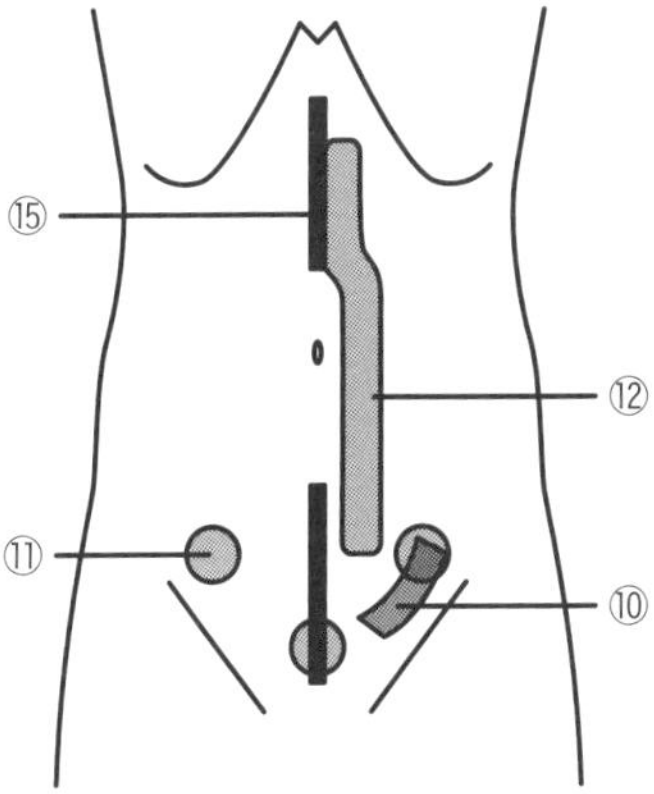

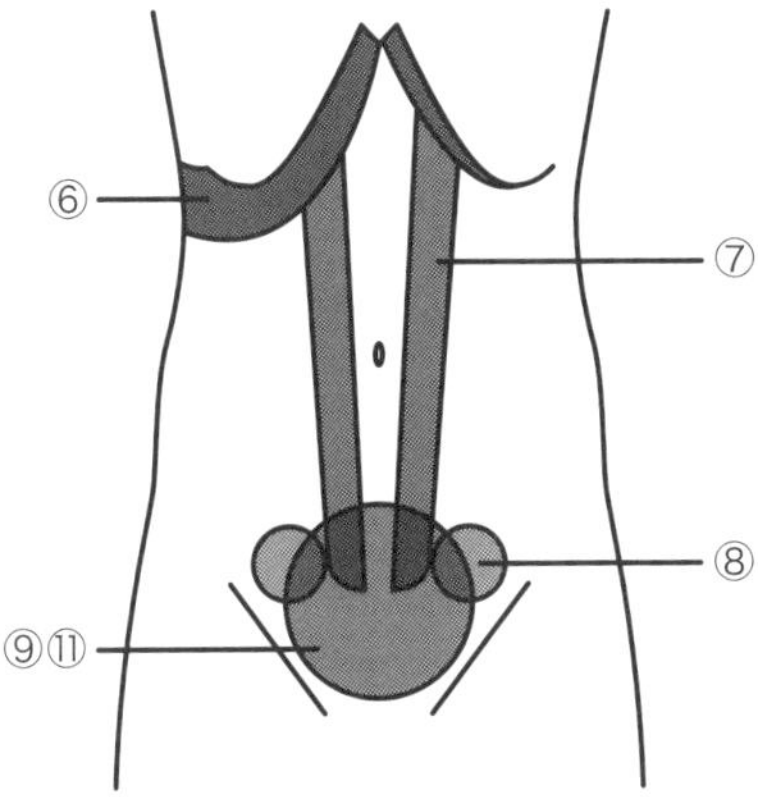

⑧**小腹拘急・小腹弦急**（下腹部で腹直筋を引っ張るように硬くふくれる。弦急は上方まで緊張していることが多い）

適応方剤：7八味地黄丸

⑨**小腹不仁**（臍下不仁／下腹部で力のぬけたところがあるもの）

適応方剤：30真武湯、7八味地黄丸

⑩**小腹急結**（左腸骨窩に現れる瘀血。急迫性の疼痛を訴える）

適応方剤：61桃核承気湯

⑪**小腹満、小腹こう満**（小腹満は下腹部の膨満で、小腹こう満は下腹部に触れて膨満があるもの。瘀血の場合、自覚的に膨満感を訴え、視覚的には膨満がない）

適応方剤：折衝飲、61桃核承気湯、33大黄牡丹皮湯、25桂枝茯苓丸、23当帰芍薬散

⑫**心下悸、臍下悸**（心下悸はみぞおちの動悸、臍下悸はへその下の動悸）

適応方剤：64炙甘草湯、39苓桂朮甘湯、26桂枝加竜骨牡蛎湯、17五苓散、12柴胡加竜骨牡蛎湯

⑬**心窩部の振水音**（心窩部を指頭で動かしてみると、水の音が聞こえるものを振水

音という。胃アトニー、胃下垂、胃拡張などの人に現れやすい）
適応方剤：5安中散、75四君子湯、39苓桂朮甘湯、69茯苓飲、32人参湯、178茯苓沢瀉湯

⑭**蠕動不穏**（腹部が軟弱無力で、腸管の蠕動が腹壁を通して望見できるもの）
適応方剤：99小建中湯、100大建中湯

⑮**正中芯**（腹壁の皮下に正中線〈体の中心線〉に沿って鉛筆の芯のようなものに触れるもの）
適応方剤：30真武湯、32人参湯、7八味地黄丸

舌の状態をみる「舌診」も、漢方の診断に不可欠

漢方では、舌は体内の状態を映し出す鏡と考えられています。そのため望診の一つとして舌を観察してその形状や大きさ、色、表面の苔の状態などから、その人の心身の情

報をとります。舌は、一般の人でも自分でも確認できる部位ですから、時々鏡に向かって舌を出し、自分の健康状態を把握する参考にするのもいいと思います。

健康な舌は、全体に薄いピンク色で適度に引き締まり、白く薄い苔があります。気・血・水に何らかの失調があると、それが舌にも表れます。代表的な舌の所見には次のようなものがあります。

- 舌にしまりがなく、ぽてっと厚い。舌の周囲に歯形がついている（歯痕）
  ↓気虚（活力不足の状態。食欲不振などの症状が現れ、風邪をひきやすい）
- 舌の色が全体に白っぽく形も小さく、薄い。苔もほとんどついていない
  ↓血虚（血が不足している状態。疲労感や手足の冷え、不眠などの症状が表れる）
- 舌全体に白い苔（黄色い場合もある）がべったりとついている
  ↓痰湿（体のなかの水分が過剰になっている状態。鼻水や下痢などが続きやすい）
- 舌の両側が真っ赤になり、健康なときよりも苔が多くついている
  ↓気滞（気の流れが停滞している状態。イライラや憂鬱など、情緒が不安定に）

身体の「ひずみ」を矯正し、内側から痛みを取り除く
自己治癒力を最大限に高める漢方の考え方

舌の「望診」で心身の不調を確認する

全体は薄いピンク色。適度に引き締まり、白くて薄い苔に覆われている

健康　健康的な状態。活力、全身の血液や栄養分、水分バランスが整っている

① **気虚**
舌に締まりがなく、ぼてっと厚い。歯形が付いていることもサイン

活力不足の状態。食欲不振などの症状が現れ、風邪を引きやすくなる

② **血虚**
舌の色が白っぽくなる。形も小さいか薄くなり、苔もほとんど付かない

血が不足している状態。疲労感や手足の冷え、不眠などの症状が現れる

③ **痰湿**
舌全体に白い苔（黄色い場合も）がベッタリとくっついている

身体の中の水分が過剰になっている状態。鼻水や下痢などが続きやすい

④ **気滞**
舌の両側が真っ赤になるのが特徴。健康な状態よりも苔に広く覆われる

気の流れが停滞している状態。イライラや憂鬱など情緒が不安定に

⑤ **瘀血**
舌が黒っぽい紫色であったり、表面にシミのような斑点ができている

血がドロドロに汚れている状態。身体が発熱し、頭や肩に痛みが生じる

⑥ **陰虚**
舌全体が真っ赤になり、表面に亀裂ができる。苔もほとんど見られない

全身の潤いが不足し、のぼせた感覚に陥る。乾燥により咳も出やすい

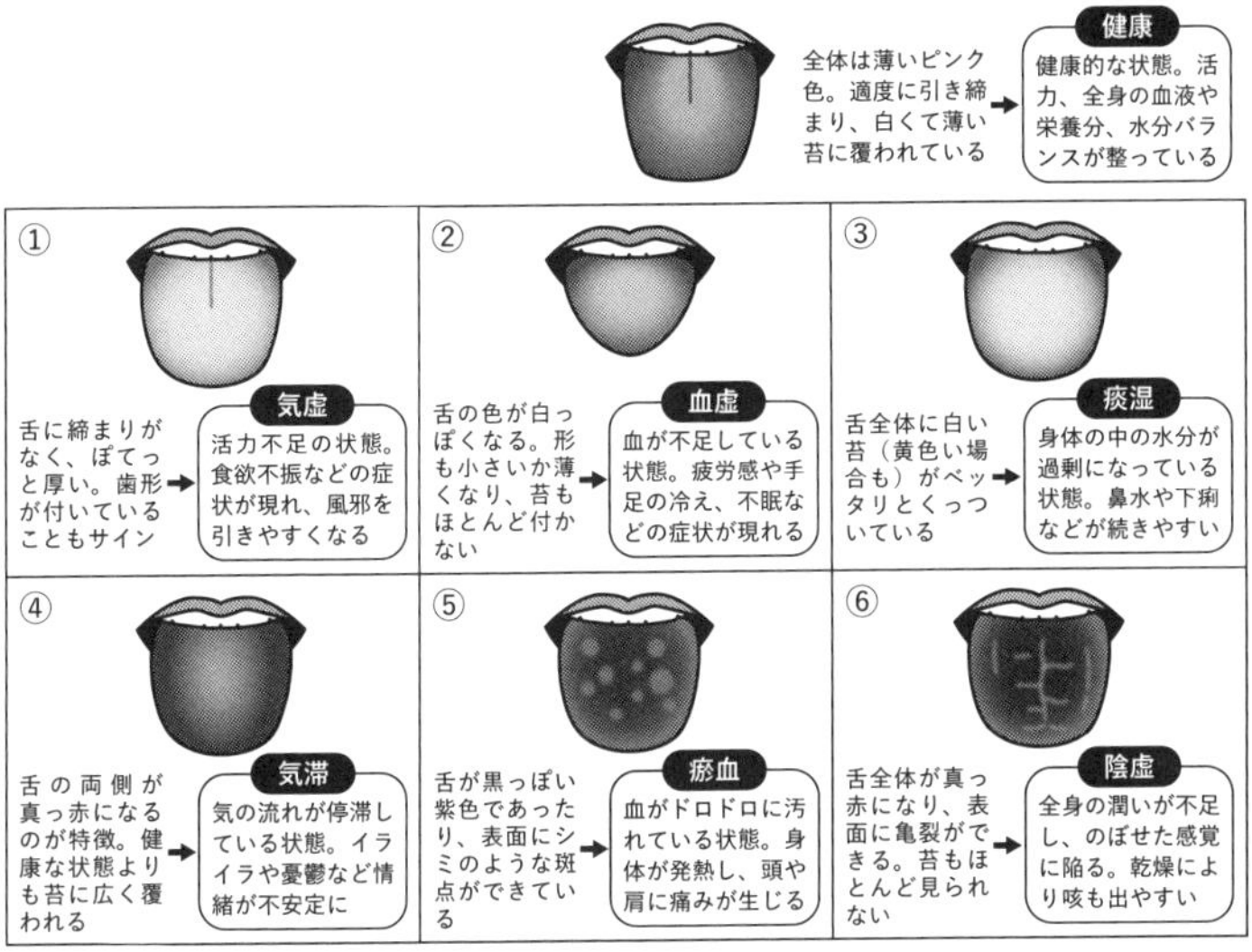

● 舌が黒っぽい紫色、舌の裏の静脈が怒張している
→瘀血（血がどろどろに汚れている状態。体が発熱し、頭や肩に痛みが生じる）

● 舌全体が真っ赤で、表面に亀裂ができる。苔もほとんどみられない
→陰虚（全身の潤いが不足し、のぼせた感覚に陥る。乾燥により、咳も出やすい）

一人ひとりに合わせた処方「同病異治」と「異病同治」

こうした漢方独特の診断を経て「証」を決定したら、最もふさわしい漢方薬を選んで処方します。

このとき漢方薬が西洋薬と異なるのは、頭痛や肩こり、腰痛といった同じ病名の病気であっても一人ひとり処方が異なるということです。痛みを起こしている根本を見極めて、そこに対処をしていくため、人によって異なる処方になります。これを「同病異治」といいます。

また「同病異治」の反対のこともあります。異なる病気や不調であっても同じ治療が行われることがあり、これを「異病同治」といいます。

実際に、私が整形外科領域の痛みの治療のために漢方薬を処方していると、痛みそのものが軽減しただけでなく、血圧や血糖値の数値が改善したとか、女性の更年期症状がずいぶん軽くなったなど、狙った治療効果以上の手応えを実感される人は少なくありません。これこそ漢方に特有の優れた効果であり、おもしろさだと思います。

痛みの治療で「次の一手」として用いる生薬(1)　附子

整形外科領域の「痛み」の治療において「次の一手」として加えることが多い生薬には「附子」と「サフラン（泊夫蘭）」があります。これらは上手に活用すれば高い効果が見込めることがあります。漢方の痛みの治療では附子やサフランを含む方剤がよく用いられますから、一般の人も知っておくと治療効果の向上に役立つと思います。

附子は、キンポウゲ科トリカブト属植物の根塊からなる生薬です。トリカブトは花びらが舞楽の演者がかぶる鳥帽子に似ていることからトリカブトという名前が付けられました。トリカブトの根の肥大したところを烏頭《うず》といい、秋口になるとその横に数個の子根がつきます。ついた子根を附子といい、薬に用います。

トリカブトは植物最強といわれる毒をもち、その根から作る附子はわずか耳かき1杯で致死量に至るとされています。日本へは江戸時代に中国から移植されました。北海道のアイヌの部族間の争いに毒矢の材料として使われました。現在の日本での分布は北海道から九州に及んでいます。

日本で附子の毒性を世に知らしめたのは、いわゆるトリカブト殺人事件です。1986年5月に起きた沖縄トリカブト殺人事件、そして1995年5月の埼玉の保険金殺人事件が有名です。

生薬としての附子（附子末）は、三和生薬が1962年に開発、1967年6月薬価収載、7月より発売されました。現在、保険収載されている附子としては三和生薬のアコニンサン錠、ツムラのブシ末、小太郎のホウ附子末、三和生薬・オースギ・本草製薬の加工附子末があります。

◉附子の薬効

附子には強い毒性がありますが、微量を配合することで次のような薬効を発揮します。

①**振興作用**……附子の中枢神経および末梢神経に対する興奮作用により、各種臓器の機能が亢進します。低下した新陳代謝も亢進し、起死回生の薬効を呈することもあります。

②**強心作用**……アコニチン系アルカロイドやその他の物質による強心作用があり、心臓衰弱の場合に特に有効です（熱実証のものでは中毒を起こしやすい）。

③**鎮痛作用**……アコニチンの興奮作用に次いで発現する麻痺作用や、血行の改善等により、すぐれた鎮痛作用を発揮します。

④**去寒作用**……体温調整中枢の興奮による体温上昇、振興作用、知覚神経の刺激による温暖感、血管神経の興奮による血行の改善などにより、体を温めます。

◉附子の副作用

附子の副作用としては口唇（舌のしびれ）・顔面蒼白・頭痛・めまい・動悸・胸内苦悶・胃痛・悪心・嘔吐・流涎・四肢痙攣・虚脱・呼吸麻痺・心臓麻痺によるショック死などが挙げられます。

副作用が起きた場合の処置としては循環、呼吸管理、吸着剤、下剤、リンゲル液等の輸液を使用します。治療薬剤としては徐脈には硫酸アトロピン、心室性不整脈にはリドカイン、血圧降下にはドパミン・ノルアドレナリン、呼吸麻痺・血圧低下にはステロイドの大量療法、人工呼吸がなされます。

このような附子の作用から、各種の痛みの治療では附子がよく使われます。附子を含む漢方薬には、7八味地黄丸、当帰芍薬散加附子、97大防風湯、30真武湯、127麻黄附子細辛湯などがあります。また去寒、強壮、鎮痛作用を高めるために、附子を含まない方剤に、附子（附子末）だけを追加で処方することもあります。

整形外科診療のなかでも、冷えからくる痛み、風呂に入り温まると楽になるという症例に、鎮痛・去寒・利尿・抗炎作用のある加工ブシ末を使用することが多くあります。当院ではこのようなアコニンサン9錠、修治附子末1・5gを一日量に追加して使用しています。症例によってはこの倍量投与することもあります。

今まで経験した副作用としては唇の周りのしびれ、動悸がするなどの症状がありましたが、ほとんどは中止か減量によって改善しています。ただ虚証タイプの人への投与は注意が必要です。

痛みの治療で「次の一手」として用いる生薬(2) サフラン

瘀血を原因とする痛みや女性の不定愁訴に対して、高い効果をもつのがサフラン(泊夫藍)です。サフランはヨーロッパ南部が原産とされる球根植物で、秋に淡紫色のかれんな花を咲かせます。漢名では「番紅花」「蔵紅花」などとも呼ばれます。産地は日本(大分・長野)、スペイン、イタリア、フランス、イラン、ロシアなどです。

薬草や生薬として使われるのは、サフランの花の柱頭である赤い糸状の部分です。スペイン料理の魚介類たっぷりの炊き込みご飯〝パエリア〟や、南フランスの名物スープ〝ブイヤベース〟に欠かせないハーブです。サフランはヨーロッパでも紀元前より薬草として知られており、鎮静・鎮痛・通経薬として用いられてきました。ヨーロッパの文献によれば薬として適量を用いれば、頭脳明晰にして五臓の働きを活発して眠気を払い、人を陽気にする効果があるとされています。これはサフランに含まれるカロチノイドの成分「クロシン」であることが判明しています。

サフランは、漢方の生薬としても使われます。サフラン1gを採取するのに100～150輪の花が必要とされ、世界一高価な生薬とも呼ばれます。

江戸時代に日本に伝来した『本草綱目』（李時珍）にも「心憂・鬱積・気悶して散ぜぬ物に血を活かす」とあり、活血・涼血・清心作用があるとされ、駆瘀血薬や女性の不定愁訴の改善薬として用いられてきました。高砂サフラン（大杉製薬）には認知症の改善効果があるということでも注目されています。

【サフランの薬効】

①活血通経……瘀血による無月経、生理痛、月経不順、更年期障害など、婦人科疾患を改善します。また冷え症の改善にも効果的です。

②解鬱安神……不足した気を補い、鎮静・抗不安作用があるため、不眠症、自律神経失調症、うつ病など精神科領域の治療にも効果があります。

③去瘀止痛・涼血・解毒……血液をサラサラにして血行を促進することで、炎症性

皮膚炎疾患や打撲による内出血などを治療します。

【サフランの副作用】

サフランには月経を促す通経作用、子宮収縮作用があるため、妊娠中の女性は使用を避けます。また授乳中の女性も安全性に関する情報がないため、避けたほうが安心です。また頻度的にはまれではありますが、皮膚の発疹、発赤、かゆみといったアレルギー症状、軟便や下痢といった消化器症状が出た場合、服用を中止して処方した医師に相談をしてください。

従来、①や②の作用により、サフランはおもに婦人科や精神科で使用されることが多い生薬でしたが、③に挙げたように整形外科領域でも効果があります。静脈血栓症、打撲外傷後の内出血、頚椎捻挫、腰椎捻挫、レイノー症状、しもやけなどにも使用することがあります。

現在、漢方薬のなかにサフランが配合されているものはありませんが、保険で処方できる漢方エキス剤にサフラン（同じく保険で処方可）を加えることにより、整形外科領域においても症状の改善効果が期待できる場合があります。サフランと組み合わせがよい処方には、次のようなものがあります。

【サフランと組み合わせのよい処方】

- **駆瘀血剤**：23当帰芍薬散、24加味逍遙散、25桂枝茯苓丸、61桃核承気湯、89治打撲一方
- **補腎剤**：7八味地黄丸、87六味丸、１０７牛車腎気丸
- **柴胡剤**：26桂枝加竜骨牡蛎湯、12柴胡加竜骨牡蛎湯、10柴胡桂枝湯
- **その他**：38当帰四逆加呉茱萸生姜湯《とうきしぎゃくかごしゅゆしょうきょうとう》、53疎経活血湯、63五積散、54抑肝散、１０３酸棗仁湯《さんそうにんとう》

これらの処方にサフラン０・３〜１・０gを加えると、不眠・不定愁訴・痛み・冷えへの改善効果が期待できます。

最適な漢方薬を用いれば痛みが和らぎ、体の中から元気に

漢方治療の要となる「証」の見分け方と診断法、そして治療に用いる漢方薬の構成などは、すべて理解しないといけないわけではありません。まずは病気の状態や症状、その人の体質などにより、それぞれ最適な漢方薬が異なることを理解していただければ十分です。実際に漢方薬を使用してみて、漢方に興味をもったときやより詳しい情報が知りたくなったときに、また調べるくらいで問題ありません。

長らく慢性痛に苦しんできたという人も、その人のそのときの状態に合った漢方薬を用いれば、早い人では数週間から数カ月で痛みから解放されるケースもあるため、一定期間使用しても効果が得られないときは、漢方薬の種類や分量を再検討する必要があると思います。

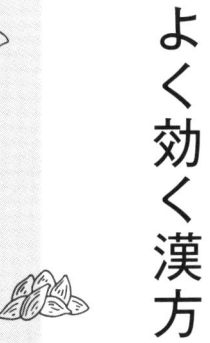

第4章

頭痛・肩こり・腰痛・関節痛……

症状別に解説　よく効く漢方

原料生薬はどこから

漢方製剤の原料となる生薬は、その80％を中国から輸入しており、日本国内から約15％、ラオスなどの東南アジアの国から約5％を調達しています。安全な生薬の安定加工のために、漢方製剤の需要予測に基づいて国内外での生薬栽培地を拡大し、加工・品質管理・保管能力の強化などについて、中長期的な計画を立案しています。

中国各地の生産農家、生産会社などを通じて調達された生薬材料は、日本各地の工場に送られ製造されています。私たちが服用する漢方薬の原料の多くは外国から輸入されていますが、製品としては国内で製造されている、すなわちメイドインジャパンの製品ということになります。

国民医療費について

2021年の国民医療費の総額は45兆円で、そのうち薬剤費が7・9兆円（約17・5%）でした。そのうち、漢方の消費量は1393億円と、流通している漢方薬の金額の割合は意外と少ないといえます。

漢方薬の売上高について

ツムラの経営理念は、「自然と健康を科学する」「自然と生きる力を、未来へ。」というものです。

ツムラの医療漢方製剤129処方の、昨年度の売り上げは1263億円でした。漢方製剤の売上ランキングを見ると、①100大建中湯、②41補中益気湯、③43六君子湯、④54抑肝散、⑤17五苓散、⑥24加味逍遙散、⑦68芍薬甘草湯、⑧29麦門冬湯、⑨107

牛車腎気丸、⑩62防風通聖散の順となっています。

心身一如《しんしんいちにょ》

漢方では、「心と体は一体である。心が乱れれば体に不調が現れ、体に不調が起これば心に影響が出る」という心身一如の考えを基本としており、心と体のバランスが整った状態を重要視します。

漢方薬は多成分系の薬剤であり、複数の作用機序が同時に働くことによって、効果を発揮することが特徴です。

痛む場所・症状から知る漢方治療

漢方薬は基本的にどのような人でも使用することができますが、ズキズキと脈打つような激しい頭痛があるとき、ぎっくり腰のような急性の強い痛みがあるとき、ケガや骨折などの可能性があるときは、まずは一般の内科や整形外科などで診察を受け、骨折などの異常がないか確認してもらうのが先決です。そのうえで西洋薬による副作用を防ぎたいときや、西洋薬では思うような効果が得られないときには、漢方が強い味方になります。特に漢方治療が向くのは次のような人です。

【整形外科疾患と漢方の適応】

- 非ステロイド性消炎鎮痛剤で副作用のある人
- 西洋薬、鎮痛薬で効果のない人
- 西洋薬の投与を希望しない人
- 65歳以上の高齢者
- 胃腸が弱い人
- 冷え症がある人
- 痛み以外にさまざまな訴えをもつ人

私の実感でも、特に中高年から高齢世代には、漢方治療の意義が大きいと感じています。高齢世代になると、体力や健康状態の個人差がとても大きくなります。漢方であれば個人の体力や体質といった「証」に合わせて最適な薬剤を選べます。

また高齢者は、高血圧や高血糖もあるし腰痛もあるというように、複数の慢性疾患を患う人が多くなります。この場合、西洋薬だと薬を何種類も使用することになり、多剤併用の薬害が表れやすくなります。その点、漢方は薬の作用が緩慢ですし、一剤で多くの効果を発揮します。本人には自覚症状がある一方、検査をしてもなかなか診断がつかないような不調に対しても、漢方ならば症状に応じた治療が可能です。慢性化した痛みでは治療も長期化しやすいものですが、漢方薬は長期の服用が可能で、西洋薬に比べて副作用が少ないというのもメリットです。

最近では、多くの整形外科や内科などで保険診療のなかで漢方を処方してくれます。本書で紹介する症例も、すべて保険のきく漢方薬による治療です。医師の側から漢方治療の提案があれば問題ないですが、そうでない場合も、漢方治療を希望することを医師に伝えれば対応をしてもらえます。

頭痛

頭痛の原因はさまざま。漢方では「水毒」と関係が深い

頭痛とは「頭部に感じる痛みの総称」です。頭痛の原因にはさまざまなものがあります。風邪などの感染症や生理痛によるものもありますし、緊張やストレス、疲労、肩こり、眼精疲労などから頭痛に発展することもあります。また脳内出血や脳梗塞、脳腫瘍などのように命に関わるような深刻な頭痛もあります。一口に頭痛といってもその原因や病態はさまざまです。西洋医学でいうと、頭痛は次のように分類できます。

①血管性頭痛……頭蓋内外の血管が拡張するなどして起こる頭痛です。このなかには偏頭痛、群発性頭痛、非偏頭痛型血管性頭痛などがあります。

●**偏頭痛**……ズキンズキンと脈打つ痛みから始まり、持続的な痛みや吐き気を伴います。

●群発性頭痛……目の周りや側頭部などに激しい頭痛が起こり、数週から数カ月続くもの。

●非偏頭痛型血管性頭痛……高血圧や一酸化炭素中毒などによる頭痛です。

②筋収縮性頭痛……頭蓋や頭部の筋肉が持続的に収縮し、それが刺激となって起こります。

③牽引性頭痛……脳腫瘍などにより頭蓋内の組織が圧迫されて起こる頭痛です。

④炎症性、神経性頭痛……感染症による炎症や顔面神経痛などによる頭痛です。

⑤目、耳、鼻、歯などの疾患による頭痛

⑥心因性頭痛……不安やストレスなどにより頭痛が生じるもの。

このように頭痛にはさまざまな病態がありますが、一方で頭痛はいつ、どんなときに、どのように痛むか、といった症状を本人がはっきりと自覚できるという特徴があります。そのため漢方治療に適している疾患の一つといえます。

最近では、頭痛の治療に漢方薬を用いるケースも増えています。日本神経学会・日本頭痛学会・日本神経治療学会の「頭痛の診療ガイドライン2021」には、頭痛に有効な漢方薬として次の5つが挙げられています。

①17五苓散、②31呉茱萸湯、③82桂枝人参湯、④47釣藤散、⑤1葛根湯

漢方の考え方では水分代謝の異常である「水毒」も、頭痛の原因の一つと考えられています。そのため17五苓散のような駆水剤が使われることがよくあります。臨床現場では、慢性的な頭痛（偏頭痛）の治療において症状別に次のような処方もよく行われます。

【常習頭痛の漢方治療】

- 水毒による頭痛……17五苓散
- 冷えや手足のしびれを伴う習慣性の偏頭痛……31呉茱萸湯
- 胃腸の弱い人の頭痛に……82桂枝人参湯
- 中高年以降の起床時の頭痛に……47釣藤散
- 中年女性の頭痛に……124川芎茶調散

◆頭痛の漢方治療①

水毒による頭痛には「17五苓散」がよく効く

年齢性別等：32歳女性

症状：数年前より頭痛があり、雨の降る前に症状が悪化するとのこと。市販薬を服用していたが徐々に効かなくなった。

診断：色白でやや虚証、舌診はやや腫れぼったい、腹診では上腹部軽度に振水音がみられる。水の分布異常である水毒による頭痛と判断し、17五苓散7・5gを処方。

コメント

17五苓散は、蒼朮、沢瀉、茯苓、猪苓、桂皮という5つの生薬が配合された漢方薬です。蒼朮、沢瀉、茯苓、猪苓が体内の水の分布を調整し、桂皮が気をめぐらせ、体を温めます。水毒による頭痛は、天候や季節の影響を受けやすいのも特徴です。症例の女性のように低気圧になると頭痛やめまいがひどくなるという人は、17五苓散がよく効く可能性があります。

気象が原因となって体や心に不調が生じるものを気象病といいますが、その症状は頭痛や首痛、肩こり、めまい、気管支炎、関節リウマチ、うつ、不安症などがあります。

日本の気候は、3日に1度の雨、夏前に40～50日続く梅雨があります。また、夏から秋にかけて台風が上陸します。豊かな四季は日本の長所ですが、一方で天気の影響を受けやすい気象病大国です。天気痛ドクターの佐藤純医師によれば、天気の影響で体調が悪くなる人が全国で1000万人以上いると述べています。気象病の三大要因は気温・気圧・温度です。全国平均で雨の日は年間117日あり（総務省統計2020より）、気圧が下がると偏頭痛は増加することが知られています。

また、気温差が大きいと体が疲れるのは「寒暖差疲労」によります。気温が上がったり下がったりすると、それに体を対応させようと自律神経のうちの交感神経が優位になり、エネルギー消費が増え、それにより疲労感・倦怠感を生じます。気象病三大要因の中で、気温は影響が少なく、気圧（低気圧）、湿度（高湿度）が最も密接に関わっていることが分かっています。

漢方の17五苓散は全身の水分代謝を整える作用があり、内耳の血行不良がよくなり、感受性にかかわるむくみを解消する効果があります。

◆頭痛の漢方治療②

虚証タイプで冷え症がある人の頭痛には「31呉茱萸湯《ごしゅゆとう》」を

年齢性別等：42歳女性

症状：35歳のときにズキンズキンとした拍動性の偏頭痛を発症。脳神経外科で画像検査をしたが異常はなかった。偏頭痛の予防薬であるミグシス5㎎を処方され、約2年間服用した。

診断：やや虚証で、手足の冷えがあるため、31呉茱萸湯7・5gを投与。最初はマクサルトの併用を指示した。

コメント

31呉茱萸湯は体力のない、虚証タイプの人の頭痛に適しています。反復的な激しい頭痛や、発作的なズキンズキンと痛む拍動性の頭痛があり、それと同時に吐き気や手足の冷えが起こる人は31呉茱萸湯が向きます。

慢性的な偏頭痛の鑑別としては、冷えがあるときは31呉茱萸湯、冷えがないときは17五苓散を選びます。37半夏白朮天麻湯《はんげびゃくじゅつてんまとう》も31呉茱萸湯に似た作用をもちますが31呉茱萸湯を使うほど頭痛がひどくなく、めまいを伴う場合に適しています。

◆頭痛の漢方治療③

胃腸が弱く、食欲がない人の頭痛は「82桂枝人参湯」で体を温める

年齢性別等：42歳女性

症状：以前より頭痛もちで、薬局で市販の鎮痛薬を購入し服用していた。冷え症で、胃腸も弱く下痢をしやすい。

診断：甲状腺機能や内分泌の異常を調べるため、血液検査も実施したが特に異常なし。腹診では腹力弱く、舌診はピンク色で白苔有り、湿潤有り。やや虚証、顔色もすぐれず、手足のだるさがいつもあることを確認し、82桂枝人参湯7・5gを1日3回分処方した。

コメント

虚証タイプの頭痛に適した処方には、82桂枝人参湯もあります。

82桂枝人参湯は桂皮、人参、蒼朮、乾姜、甘草という5つの生薬が配合されていま

す。主薬（君薬）である桂枝には、健胃、解熱、鎮痛作用に加え、腸の中のガスをとる駆風作用があります。また人参には優れた健胃、強壮作用があり、食欲不振、消化不良、神経衰弱など、一般的に虚弱状態に対してよく使われます。82桂枝人参湯を用いる決め手としては、のぼせ傾向がある胃腸の弱い人、さらに冷えや吐き気があり、顔色が悪くて食欲不振、疲れやすいという人に適しています。頭痛のほか、動悸、慢性胃腸炎、胃アトニーの治療にも使用されます。

むちうち症（頸椎捻挫）

水や血の停滞を流したり、自律神経を整えて不調を改善

むちうち症は、追突事故やスポーツ時の衝突、転落などの強い衝撃を受けたとき、首がむちのようにしなることで起こる頸部外傷です。むちうち症は医学的な病名ではなく、正確にいえば頸椎捻挫、頸部挫傷、外傷性頸部症候群といった病名になります。

受傷原因や外傷の程度により症状はさまざまですが、首の痛みや頭痛、肩こり、腕の

痛み、吐き気などの症状がよくみられます。重症の場合には交感神経や筋肉が強く緊張し、それによって腰痛や肩こり、しびれ、脱力感、めまい、倦怠感などが長期にわたって続くことがあります。むちうち症は受傷直後でなく、しばらく時間がたってから不調が出てくることもあり、放置しているうちに症状が悪化するケースもあって、整形外科領域でもやっかいな疾患の一つです。

整形外科では、炎症が強い初期にはアイシングや投薬で炎症を抑え、その後は血流を改善する投薬や電気治療、リハビリテーションなどを行っていきます。

漢方では、打撲による腫れや局所的な瘀血や水滞と考えます。そのため受傷によって生じた水や血の滞りを流す治療を施します。

【むちうち症（頸椎捻挫）の漢方治療】

むちうち症の治療で、第一選択薬となるのは、水毒を正す17五苓散、打撲による患部の痛みや腫れを和らげる89治打撲一方、そして発汗させて体の熱や痛み、腫れを発散させるS-07葛根加朮附湯の3つです。さらに症状に応じて次のような薬を使用することもあります。

●**外傷における瘀血**↓便秘のある人に105通導散、実証で61桃核承気湯、中間証で25桂枝茯苓丸

●**不定愁訴**↓24加味逍遙散、54抑肝散

●**咽頭不和**↓16半夏厚朴湯

●**耳鳴り**↓12柴胡加竜骨牡蛎湯、26桂枝加竜骨牡蛎湯

●**めまい**↓39苓桂朮甘湯

また一剤で効果が見られないときは、17五苓散、89治打撲一方、S-07葛根加朮附湯を合方（2つや3つ組み合わせる）して使用することもあります。当院では効果を高めたいときに、こうした方剤に附子末、サフランを追加で処方することもあります。

肩こり

姿勢や運動不足、ストレスなど さまざまな原因で起こる「肩こり」

整形外科領域の代表的な疾患が頸肩腕症候群、すなわち肩こりです。当院の統計でも頸肩腕障害のある人の88％が肩こりを訴えています。頸肩腕症候群（肩こり）は医学的にいうと首・肩・腕あたりに主として痛みを訴え、時としてしびれ感、脱力感、知覚異常、手指の冷感などを併発する状態を指します。

肩こりはいろいろな原因によって起こります。最も大きく関係するのは姿勢の問題です。同じ姿勢で同じ筋肉を使い続けることや不良姿勢により、筋肉が疲労して局所の筋緊張、循環障害が起こり、これが肩や背部の痛みとなって現れます。最近はパソコンやスマートフォンの使用が当たり前になり、外来でも首・肩の不調を訴える患者が増加しています。

また運動不足によっても肩こりは起こります。意識して運動し、ふだんの生活で使いづらい筋肉も含め、十分に体を動かすことが大切です。さらに精神的、肉体的ストレスも関係し、ストレスが大きいほど肩や腕の凝りに影響を与えます。肥満ややせすぎも、どちらも肩に無理がかかります。肥満の場合は腕そのものの重量が増して筋肉の動きが悪くなりますし、やせすぎの場合、筋力が弱いことで肩に負荷がかかります。

肩こりの原因となる疾患もあります。代表的なのは頚椎椎間板ヘルニア、変形性頚椎症、頚部脊柱管狭窄症等といった脊椎の異常による疾患です。これらは特に高齢世代に多くみられます。また胸郭出口症候群といって、肩から腕にかけての狭い通路（胸郭出口）で血管や神経が圧迫されることで肩から手にかけての痛み、しびれ、だるさ、握力低下といった症状が起こる例もあります。その他の原因として胸腔内の臓器の疾患による関連痛や、心因性のものがあります。

このように肩こりは日常診療でよくみられる疾患ですが、原因は非常に幅広く、意外に治療にてこずる場合が少なくありません。整形外科での肩こりの治療には、次のようなものが挙げられます。西洋医学治療と東洋医学治療の利点をふまえた、両者を併用して肩こりを治療すると、より高い治療効果が得られると思われます。

①安静と運動

まず仕事などで肩を酷使し、局所的な筋疲労による痛みがある場合は安静が有効です。長期間の慢性疲労による肩こりの場合も、痛みを取り除くために全身的な安静が必要です。

一方、同じ姿勢を続けていたり、運動不足によって慢性の肩こりが生じているときは、積極的に体を動かす必要があり、運動療法が勧められます。積極的に運動をすることで全身的な筋力と体力の増進につながり肩こりが起こりにくくなるほか、血液循環の改善により新陳代謝の促進をはかれます。四季を通じて気軽に行えるバレーボール、バスケットボール、卓球、バドミントン、サッカー、水泳などのレクリエーションスポーツもいいと思います。

②投薬とトリガーポイント注射

肩こりに使用する内服薬としては消炎鎮痛剤が有効です。その他ビタミン剤、循環改善剤、筋弛緩剤、神経障害性疼痛治療剤、自律神経調整剤、精神安定剤、漢方薬などを随時使用しています。

注射による治療では、トリガーポイント注射も有効です。トリガーポイント（押すと痛いツボ）に局所麻酔薬を注射することで痛みを緩和します。症例により、局所麻酔剤に炎症を抑える副腎皮質ステロイド剤を混ぜて注射することもあります。また神経障害による肩こりの場合は、複合ビタミン剤に神経障害性疼痛治療薬（ノイロトロピン）を混ぜて静脈注射する場合もあります。

③神経ブロック

交感神経（星状神経節）に麻酔薬を注射し、筋肉の緊張をゆるめ血流を改善して痛みを緩和するのが神経ブロックですが、頻度は多くありません。遠赤外線による星状神経節照射も安全性が高く、外来診療ではよく行われます。

④貼付療法

いわゆる湿布薬です。従来のパップ剤に加え、無臭性の湿布貼付剤が多数発売されており、鎮痛消炎作用もすぐれています。最近は改良が重ねられて、かぶれも少なくなり使用頻度は増加傾向にあります。温熱パップ剤も発売され、温めることで痛みを和らげるとともに、局所および全身の血液循環を改善し、肩こりを改善する効果があります。

⑤理学療法

マイクロ波やホットパックによる温熱療法、専用の機器で頚椎を牽引する頚椎牽引療法、鍼（電気鍼マイクロ）、マッサージ等の治療に効果があります。最近では5D（中低周波）の治療器が開発されており、以前に比べ治療効果も高まっています。

⑥東洋医学的治療法

電気鍼治療、漢方薬、鍼灸師による針治療（ステンレス針8番　直径0・28㎜）などです。鍼の上からマイクロ波を照射（電気鍼＋マイクロ）する治療もあります。西洋医学的な治療と組み合わせることもあります。

【肩こりの漢方治療】
- 慢性的なひどい肩こり……1葛根湯
- 肩こり・手のしびれ……S−07葛根加朮附湯
- 胸痛苦満がみられる肩こり（実証）……12柴胡加竜骨牡蛎湯
- 背中から肩にかけての凝り（虚証）……11柴胡桂枝乾姜湯
- 中年の更年期障害の肩こり、瘀血がある人の肩こりに……25桂枝茯苓丸
- 体格がしっかりした便秘のある中年の肩こり、頭痛に……61桃核承気湯

◆肩こりの漢方治療①

中間証の人の慢性肩こりが「1葛根湯」で改善

年齢性別等：64歳女性

症状：数年来の慢性の肩こりがあり、風邪もひきやすい。

肩こりに有効な漢方

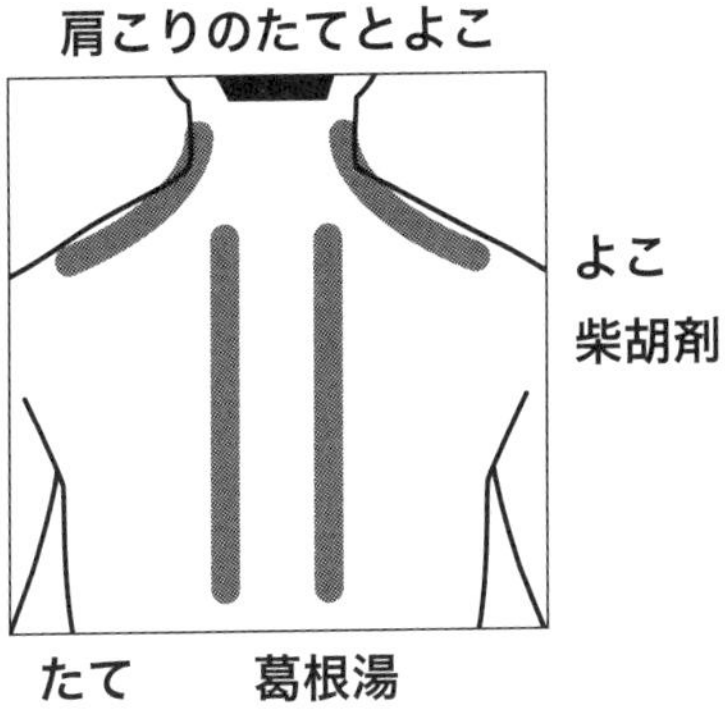

筑豊漢方研究会資料より

診断：画像検査ではX線での加齢的変化あり頸肩腕症候群と診断。やや痩せ型、中間証。舌診では軽度の瘀血あり、腹診は軟弱。同日より1葛根湯7・5g分3と、外用剤を処方。

コメント

1葛根湯は後頸部のこわばりと痛み、肩こりに処方します。指標目標は項背強、無汗、胃腸虚弱なし、臍圧痛点、浮実脈です。

◆肩こりの漢方治療②

手足の冷えがある人の肩こりには「S－07葛《かっ》根《こん》加《か》朮《じゅつ》附《ぶ》湯《とう》」

年齢性別等：57歳女性

症状：慢性の肩こりと両手のしびれ、慢性便秘、慢性頭痛もある。
診断：画像検査などから、変形性頚椎症と左肩関節周囲炎と診断。中肉中背の中間証。
舌診はピンク色で所見なし。腹証は左下腹部に瘀血あり。S-07葛根加朮附湯7・5g分3で処方。電気鍼治療を併用した。

コメント

肩こりに処方する漢方薬は基本的に1葛根湯でよいのですが、手足の冷えを訴える場合には、体を温める附子が入ったS-07葛根加朮附湯を処方することが多いです。

◆肩こりの漢方治療③

イライラ、肋骨下の張りがある人の肩こりに「12柴胡《さいこ》加《か》竜骨《りゅうこつ》牡《ぼ》蛎《れい》湯《とう》」が効果

年齢性別等：62歳男性
症状：肩こりと不眠。
診断：画像検査では頚椎の変形あり、変形性頚椎症と診断。血液検査では特記すべき所見なし。中肉中背、比較的体力があり実証。舌診はピンク色で瘀血なし。腹

診は右胸脇苦満あり。同日より12柴胡加竜骨牡蛎湯7・5g分3で処方。

コメント

12柴胡加竜骨牡蛎湯は、比較的体力があり、心悸亢進、不眠、イライラ等の精神症状のある人の肩こり腰痛がある人に用います。腹証で胸脇苦満を認めることが特徴です。

◆肩こりの漢方治療④

体力が弱く、冷え症の人の肩こりに「11柴胡桂枝乾姜湯」

年齢性別等：73歳男性

症状：うつむき仕事と中腰になることが多く、十数年来の慢性の首の痛み、肩こり、腰痛がある。

診断：画像検査では頚椎・腰椎とも変形が強く、MRI検査では脊柱管の狭窄あり、変形性頚椎症、変形性腰椎症と診断。やや虚証タイプ。舌診はピンク色で瘀血なし。腹診では軽度の胸脇苦満あり。手足の冷えがあり、性格的にやや神経質。

同日より11柴胡桂枝乾姜湯7・5g分3と外用剤を処方。リハビリとしては電気鍼治療を開始。

コメント

11柴胡桂枝乾姜湯は、体力が弱く、冷え症、神経過敏な人に用います。胸脇苦満はほとんどないことで12柴胡加竜骨牡蛎湯とは鑑別できます。このような柴胡剤系統の薬は首・肩の凝り、首のつけ根から肩かけて凝りを訴える人に効果があります。

肩こりを予防する「肩こり体操」と日常生活の注意

肩こりを訴える患者には、漢方薬処方などの治療とともに、「肩こり体操」と生活指導を併せて行っています。肩こり体操とは、肩周辺を動かして筋肉の緊張をやわらげ、血流を改善させる体操です。成人で約4～6kgもある重い頭を支える首を強化することにも有効で、肩こりの予防・改善になります。仕事や家事の間の気分転換も兼ね、次の体操を午前、昼、午後の一日3回くらい行うことを推奨しています。いずれの体操も1

秒間、ぐっと力を込めて行い、その後に思いきり力を抜くのがポイントです。

【肩こり体操】

①両肩の上げ下げ（1秒ずつ5回）
力を込めて両肩をすくめるように上げ、その後に力を抜いて肩をストンと落とします。

②肩甲骨を寄せる（1秒ずつ5回）
ひじを張って両腕を広げ、左右の肩甲骨を寄せるようにして腕を後ろ側に引きます。

③肩甲骨を広げる（1秒ずつ5回）
体の前で両手から肘までを合わせ、肩甲骨が両側に離れるように背中を丸めます。

④首の強化・後ろ側（1秒ずつ5回）
両手を組み頭の後ろに当て、手と頭を押し合います。ひじを張り、頭の位置が動かないように注意します。

肩こり体操

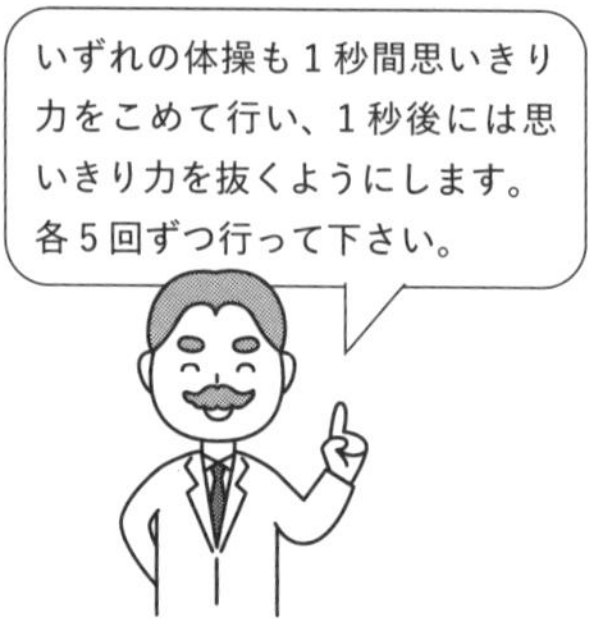
いずれの体操も１秒間思いきり力をこめて行い、１秒後には思いきり力を抜くようにします。各５回ずつ行って下さい。

体操を適度に行いましょう。

体操には、こりをほぐし血液の流れをよくする作用や、リラックス効果などがあります。気分転換をかねて、午前、昼、午後の３回ぐらい行うとよいでしょう。

❶ 力を込めて肩をすくめたら、力を抜いてストンと肩をおろします。

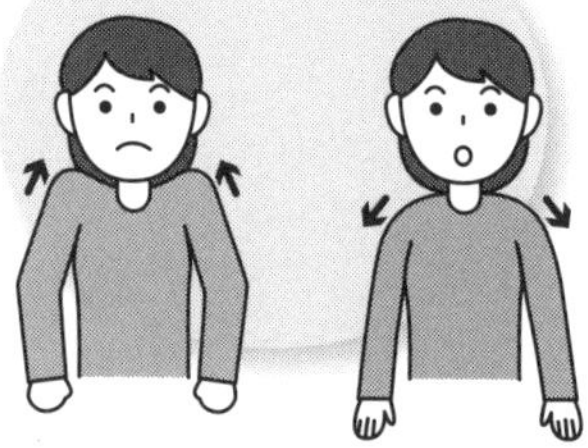

❷ ひじを張って両腕を広げ、左右の肩甲骨を真ん中に寄せるようにします。

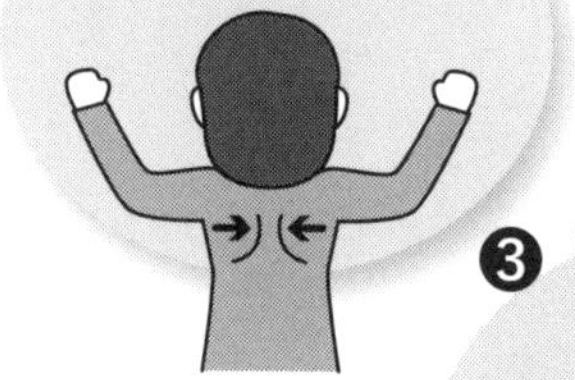

❸ 両手のひらを胸の前で合わせ、肩甲骨が両側に離れるように力をいれます。

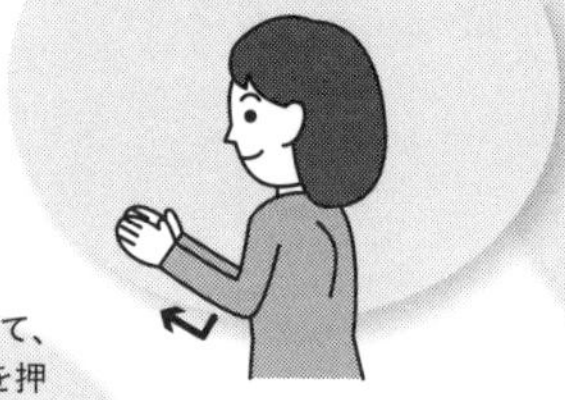

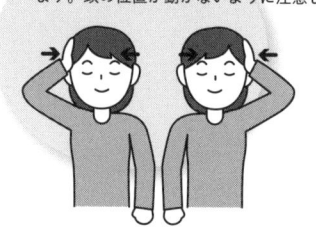

❹ 両手を組み頭の後ろに当て、手と頭を押し合います。ひじを張り、頭の位置が動かないように注意しましょう。

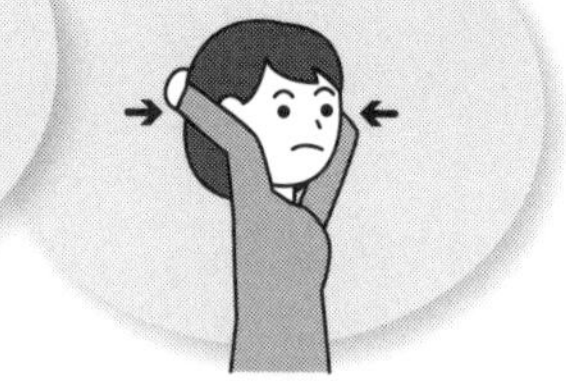

❺ 組んだ両手を額に当て、ひじを張り、手と頭を押し合います。

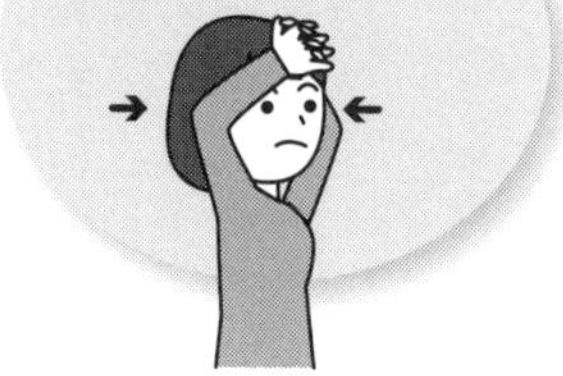

❻ ひじを横に張った状態で手のひらを頭の横にあて、手と頭を押し合います。左右それぞれ５回ずつ行います。頭の位置が動かないように注意しましょう。

⑤首の強化・前側（1秒ずつ5回）

組んだ両手を額に当て、ひじを張り、手と頭を押し合います。

⑥首の強化・左右（左右それぞれ1秒ずつ5回）

ひじを横に張った状態で手のひらを頭の横に当て、手と頭を押し合います。左右それぞれ5回ずつ行います。

【肩こり予防の生活チェック】

●正しい姿勢をとる

読書のときは本を台に乗せる、パソコン作業のときは画面を目の高さに合わせるなどして、前かがみにならないように環境を調整します。

●こまめに休憩し、気分転換をする

パソコン作業やデスクワークでは、1時間ごとに体を伸ばしたり席を立つなどして気分転換をし、同じ姿勢を長く続けないように注意します。

肩こり予防のための生活チェック

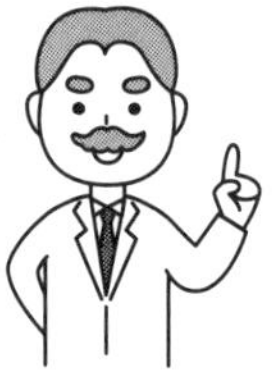
肩こりを悪化させる要因は日常生活の中にもひそんでいます。
毎日の生活をチェックして肩こりを予防しましょう。

正しい姿勢をとりましょう。

読み物を読むときは、台の上にのせてななめにする等の工夫をし、前かがみにならないように心がけましょう。

休憩をとり気分転換をしましょう。

作業時には、1時間毎に体をのばしたり席を立ったりして気分転換をはかりましょう。

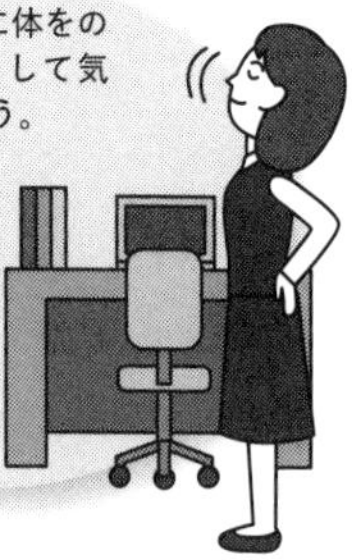

寝るときは………

起床時に痛みを感じるときは枕をチェックしてみましょう。
枕は頭だけでなく首も乗せられ、肩の負担を軽くできるものがよいでしょう。

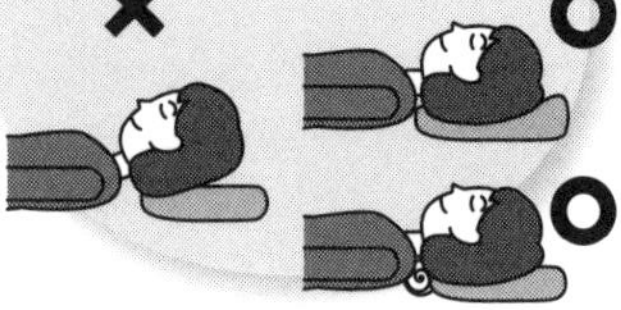
巻いたタオルなど

日常的な運動を習慣づけましょう。

レクリエーションスポーツを継続的に行うことは肩こりの予防に大変有効です。

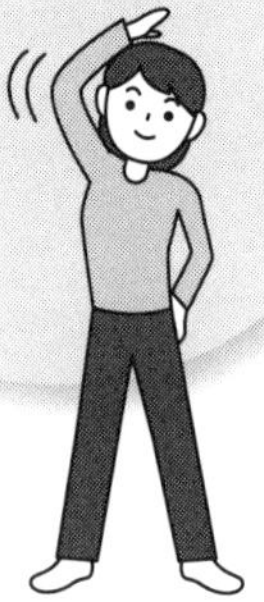

肩を冷やさないようにしましょう。

寒い部屋では上着をはおるなどして肩を冷やさないようにしましょう。

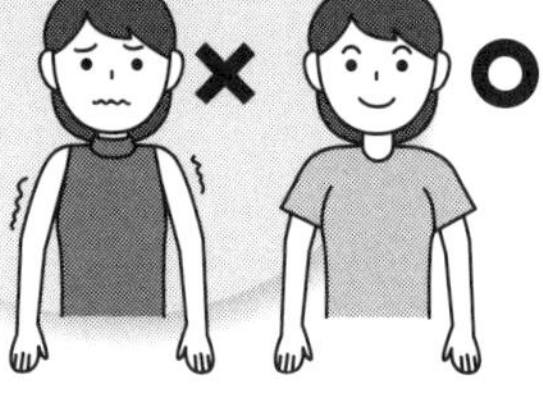

●起床時に痛みがあるときは、枕をチェック

枕が高すぎたり、首が浮いた状態だと肩に負担がかかります。枕は高すぎないもので、頭だけでなく首も乗せられるものを選びます。

●肩を冷やさない

冷房や冬の寒さで肩を冷やすと、血行不良になって肩こりが悪化します。薄着の季節も上着をはおるなど、肩を冷やさないように調整しましょう。

●日常的な運動を習慣に

バレーボールやバスケットボール、水泳など、楽しみながら体を動かせるレクリエーションスポーツを継続的に行うと、肩こり予防に有効です。

特定の原因もなく、発症するのが「五十肩」

五十歳前後の年齢の人に多く表れる肩の痛み、いわゆる五十肩は肩関節内部の炎症によるもので、医学的には肩関節周囲炎と呼ばれます。

五十肩は老化現象の一つで、誰もが一生に一度はかかる病気ともいわれます。ほとんどはこれといった原因もなく徐々に痛みが出て発病します。五十肩には男女の差もなければ、右肩左肩の違いもありません。自覚症状はさまざまで、軽度のものなら肩が重だるいという程度ですが、重症になると肩から首、上腕部にかけて激しくうずくような痛みが走り、そのために肩を動かせない、夜間は睡眠を妨げられるといった症状が現れることもあります。

西洋医学では、一般に五十肩に対して局所麻酔薬や副腎皮質ホルモン剤の注入、消炎鎮痛薬、筋弛緩薬、ビタミン剤、精神安定薬といった薬剤で治療を行います。同時に、整形外科では温熱療法、マッサージ、鍼灸、電気療法、リハビリなどを実施していきます。とはいえ、こうした治療では十分な効果がみられない症例もあるのも事実です。慢性化した五十肩の症状に悩んでいる人は少なくありません。

漢方薬で、五十肩に効果を発揮するのが88二朮湯です。88二朮湯は『万病回春』という漢方の古典に記載されており、肩や腕の痛み、なかでも五十肩の特効薬として古くから用いられています。88二朮湯の使用に適しているのは比較的体力が低下し、胃腸のあまり強くないタイプ、つまり虚証か中間証とされています。しかし、体力のある人、実証の人が使えないというわけではなく、どのようなタイプの人にも幅広く使用でき、効果を期待できるのが88二朮湯です。

また五十肩とともに手のしびれ、ふるえがあるときは、88二朮湯とS-07葛根加朮附湯を合わせて処方することもあります。

【五十肩の漢方治療】

●慢性化した肩関節周囲炎に……88二朮湯

●手のしびれやふるえ、凝りを改善……S‐07葛根加朮附湯＋88二朮湯の合方

◆五十肩の漢方治療

体力が落ちた女性の肩関節周囲炎に、「S‐07葛根加朮附湯＋88二朮湯」を処方

年齢性別等：75歳女性

症状：2カ月前から右肩の痛みあり、右腕が挙げられずに日常生活に支障があり、受診。

診断：初診時、右肩XPの画像検査では加齢的変化を確認。血液検査では内科的な要因は特にみられず、触診では右肩に圧痛、外転制限あり。肩関節周囲炎と診断し、同日よりS‐07葛根加朮附湯7・5gと88二朮湯7・5g、さらに外用剤を処方。またリハビリとして電気鍼マイクロ波の照射を実施。

経過：2カ月後、肩の痛みがすっかりなくなり、右腕ももとのように動かせるようになり治療終了。

コメント

88二朮湯は、12の生薬からなります。水毒を改善する駆水剤の蒼朮、白朮、茯苓、

生姜、そして体を温めて痛みを鎮める天南星、威霊山、和羌活、さらに気を動かす陳皮、香附子といった生薬に半夏、黄芩、甘草が加えられています。総じていえば駆水、鎮痛、通気という3つの作用が相まって、五十肩に対するすぐれた効果を発揮するのだと考えられます。

ただ鎮痛作用ということでは、88二朮湯は効果が表れるまでに数カ月ほどの時間がかかります。そのため五十肩でも急性期には使いにくく、慢性的な痛みの治療に適しています。88二朮湯の特徴は、症例のように高齢で体力のない人から体力充実した人まで、幅広く使えることと、副作用がほとんどないことです。さらに服用することで疲労が取れたり、風邪をひきにくくなったなどの全身的な効果を実感する人も少なくありません。

また、手のしびれやふるえにすぐれた効果を発揮するのが、S-07葛根加朮附湯です。首から腕にかけて分布している神経が圧迫されてしびれが起こる「頚肩腕症候群」や、文字を書こうとすると手がふるえてしまう「書痙」といった症状にも効果があります。

S−07葛根加朮附湯は、漢方のなかでは比較的新しい処方で、江戸時代の医学書『類聚方広義』に記述があります。有名な漢方薬である1葛根湯に、朮と附子を加えたものです。

1葛根湯は風邪薬と思われることが多いのですが、そもそもは首や肩の痛みや凝りに著効を発揮する薬です。そこに水毒を改善し、神経を鎮める作用をもつ朮と、振興、去寒、鎮痛、強心の作用をもつ附子が加えられています。振興作用とは体内の新陳代謝を促し、体の機能を活発にすることです。また去寒作用とは、末梢の知覚神経を刺激し、血行を促進して体温を上げる働きです。こうした強い作用の薬が結集することで、慢性的な肩関節の痛みや手のしびれなどにすぐれた効果を発揮します。

五十肩には、肩の可動域を広げ、痛みを和らげる体操も有効

五十肩などで痛みがあるために、肩を動かさないでいると、肩の筋肉が萎縮してしまいます。その結果、急性の痛みが軽くなったあとに肩を動かそうとしても、肩の筋肉が

ごっそり落ちてしまい、思った動きができないことも珍しくありません。

五十肩の治療では痛みを取り除くとともに、無理のない程度で適切な運動を行うことも大切です。私の病院では、五十肩の治療体操（ペットボトル体操）を指導しています。水やお茶の入ったペットボトルを持ち、振り子のように腕を上下左右に振ります。こうすることで肩関節の可動域が広がり、痛みを軽くする効果があります。

【五十肩の治療体操（ペットボトル体操）】

次の①～③の体操を全体で約2分、朝晩など1日に10回行うのが目安です。

スタートポジション：体を前に深く曲げ、悪いほうの腕をぶらりと下げた状態で、手に500㎖のペットボトル（ダンベルなど、0・5kgの重さの握りやすいもので代用可）を握ります。よいほうの手は台などに置き、膝は軽く曲げます。

①肩の力を抜いて、腕を振り子のように前後に振ります。手を振る幅ははじめは小さく、だんだんと大きくしていきます。

ペットボトル体操（五十肩の治療体験）

運動の方針　　1日10回　　一つの動作を30秒ずつ
計2分実施してください。

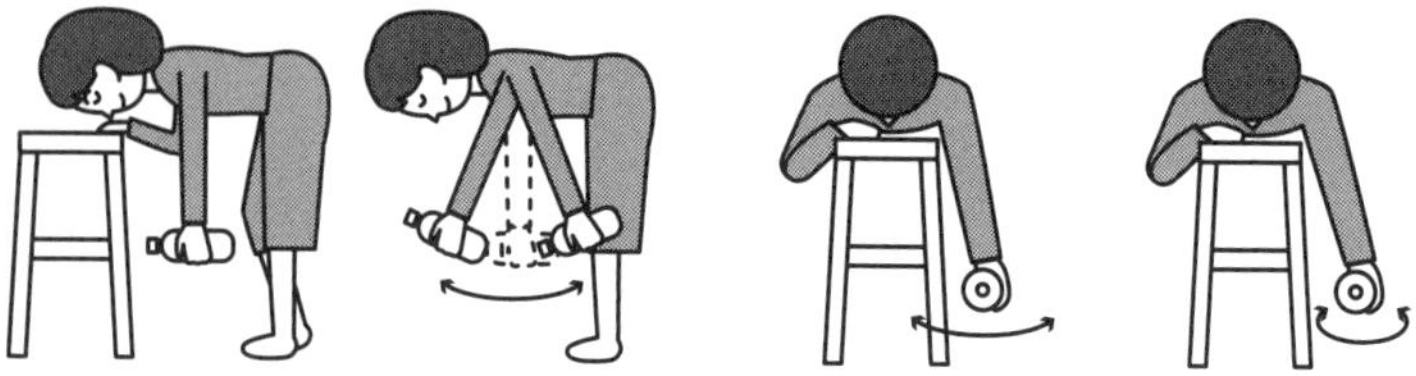

これは肩関節に障害（五十肩等の病気）のある関節の可動域（動き）を改善し、痛みを軽くする運動治療法です。

スタートポジション　体を前に深く曲げ、上肢（悪いほうの腕）を“ブラリ”と下げ、手に500mℓのペットボトルを握り、膝(ひざ）は軽く曲げておく。健側（良いほう）の手は、台などの上に置く。

1）　前後に振る。
悪いほうの肩の力を抜いて、時計の振子のように前後に振る。はじめ小さく、段々と大きく。

2）　左右に振る。
体の前方で、腕を内･外（左右）に、はじめ小さく、段々と大きく振る。

3）　回し振り。
円を描くように大きく回す。右回しから続いて左回しを、はじめ小さく、段々と大きくゆっくり回す。

②腕を同じように左右に振ります。はじめは小さく、だんだん大きくします。
③腕で円を描くように、大きく回し振りします。右回しから続いて左回し、はじめは小さく、だんだんと大きくしていきます。ゆっくり大きく動かすのがポイントです。

腰痛・坐骨神経痛

整形外科で、最も患者が多いのが「腰痛」

整形外科を受診する患者の訴えで、最も数が多いのが腰痛です。私たち人間は四足歩行から進化し、二本の脚で立って歩くようになりました。そのため上半身の体重を骨盤の上にのせているという、不安定な状態にあります。この骨盤と上半身との接点は、わずかに手のひら半分ほどの面積です。この狭い範囲で上半身を支えたり、ものを持ち上げたり、体を曲げたりそらしたりすることで、腰に大きな負担をかけています。またこの接点は水平ではなく前傾しているため、上半身が常に前に滑り出そうとする力も加わり、腰にかかる圧力はいっそう大きくなります。こうしたことから腰痛に悩む人は多く、誰もが一生に一、二度は腰痛を経験するといわれます。

腰痛のおもな原因としては、加齢や運動不足等による骨や脊椎の変性が関係する疾患が多く占めています。背骨が関係する疾患は次のように何種類もありますが、現在では、MRIの画像診断の普及により、正確な診断が行えるようになっています。

●**腰椎椎間板ヘルニア**……椎間板の一部が破れて髄核がとびだし脊髄神経を圧迫するため激しい痛みが起こります。若い男性・中年に多くみられます。
●**変形性腰椎症**……寝腰と呼ばれる症状で、骨の老化に伴って椎間板、脊椎関節、靭帯の老化が原因となって起こる腰痛です。
●**脊椎分離すべり症**……脊椎の一部が分離し、労働や外傷などの力が加わって痛みを感じる状態です。さらに進行すると椎体が前方へずれることもあります。
●**骨粗鬆症**……骨量が減少して骨がもろくなり、痛みを感じたり骨折を起こしやすくなる疾患です（210ページも参照）。高齢者、特に閉経後の女性に多く生じます。

●**（腰部）脊柱管狭窄症**……高齢者に多く、脊髄神経が通っている管が狭くなり、神経が圧迫されて腰痛、坐骨神経痛、歩行障害（間欠性跛行）などが起きてきます。

背骨以外の原因による腰痛としては、太りすぎ、不良姿勢、ストレスもあげられます。また腎盂炎や結石など、内臓の疾患により腰痛が起こることもあります。

現代医学の治療法としては、鎮痛消炎剤、筋弛緩剤を主とした薬物療法、運動療法を含めた理学療法が一般的に行われています。

◉漢方での腰痛の考え方

漢方では、腰痛一つをとっても各個人の体形、体質、発汗、冷えなどの自覚症状を重視して、腹証（おなかのはり具合や痛み具合の状態）などを参考に処方します。

漢方で腰痛を考えるときに知っておいてほしいのが「腎」の状態です。「五臓六腑」という言葉を聞いたことがある人もいるでしょう。東洋医学的な表現で内臓諸臓器を総

腎気の変化と生理機能

腎気の変化	生理機能の変化	女子	男子
髪長歯更	腎気盛んになり、髪が伸び歯が生え変わる	7歳	8歳
天癸完成	生殖能力が完成する	14歳	16歳
生長完成	腎気が充実し、親知らずが生え、成長が極まる	21歳	21歳
筋骨隆盛	身体が盛んで充実している時期	28歳	32歳
老衰開始	腎気が衰え出し、顔のやつれや抜け毛が始まる	35歳	40歳
衰退期	肉体的な衰えが目立つようになる時期	42歳	48歳
天癸枯渇	運動能力が低下したり、生殖能力がなくなる時期	49歳	56歳

腰痛の発生機序

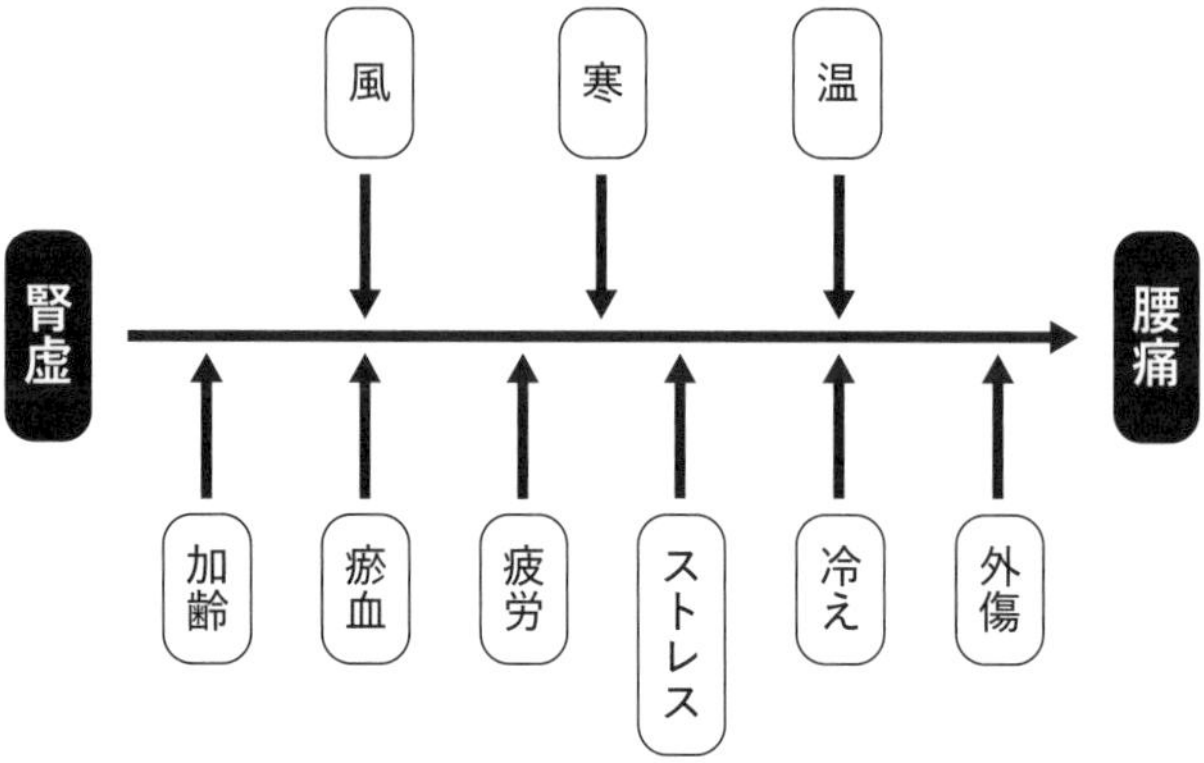

称したものが臓腑であり、五臓（肝、心、脾、肺、腎）と、六腑（胆、小腸、胃、大腸、膀胱、三焦）があります。そのなかで「腎」は「作強の官」と呼ばれ五臓の根元であり、腰や骨、骨髄をつかさどると考えられています。

つまり「腎」は骨や骨髄だけでなく、腎臓・膀胱といった泌尿器系、生殖器系やその調節機構をも含めた概念と考えられます。この腎の機能は年齢によって変化するものとされ、『黄帝内経』上古天真論には、人の成長と腎気の変化を右のページの表のように説明しています。

このような考え方から老化により腎気が衰えて起こる高齢者の腰痛に対して、補腎剤といわれる7八味地黄丸、107牛車腎気丸、87六味丸等の漢方が多く使用されてきました。

腎気が衰えた状態を「腎虚」といいますが、腎虚は「腎陽虚」と「腎陰虚」の二つに分けられます。腎陽は、体を温めたり機能を活発にする作用で、腎陰は体を潤わせ、栄養を与える働きです。腎陽が不足している状態は、体が冷える「腎陽虚」であり、適した補腎剤は７八味地黄丸や１０７牛車腎気丸になります。一方、腎陰虚は慢性的な水分不足で熱がこもりやすい状態といえ、この場合の腰痛には87六味丸を用います。

そのほか、おもに中年男性の椎間板ヘルニアには53疎経活血湯、虚証で胃弱や冷えがある人の腰痛には18桂枝加朮附湯、比較的体力のある人の腰痛には利尿、消炎、鎮痛、排膿作用のある52薏苡仁湯と、症状や証に合わせて、さまざまな漢方薬を使用します。

【腰痛の漢方治療】

- 腎陽虚（糖尿病や足の冷えがある）の人の腰痛に幅広く効果……７八味地黄丸
- 腎陰虚（胃腸が弱く足腰が弱い）の人の腰痛に……87六味丸
- 腎陽虚（体力低下）で排尿障害、冷え、浮腫がある人に……１０７牛車腎気丸
- 比較的体力のある人の腰痛に……52薏苡仁湯
- 更年期障害や瘀血のある人の腰痛に……25桂枝茯苓丸
- 瘀血のない更年期腰痛に……63五積散

●椎間板ヘルニアなどによる坐骨神経痛に……53疏経活血湯
●腰・足の強い冷えを伴う腰痛に……118苓姜朮甘湯
●虚証、冷えのある神経痛を改善……18桂枝加朮附湯
●手足の冷え強く、しもやけがある人の腰痛に……38当帰四逆加呉茱萸生姜湯

◆腰痛の漢方治療①

杖がないと歩けなかった高齢男性の腰痛を「7八味地黄丸」で治療

性別年齢等：94歳男性

症状：腰痛があり、下肢に力が入りにくく「杖がないと歩けない」と歩行困難を訴えた。足のしびれ、夜間頻尿、足腰の冷えなどもあり。

診断：腹証は、臍下不仁あり。舌診ではやや腫れぼったいものの、瘀血はなし。腎陽虚で冷えがあることによる腰痛と判断して、7八味地黄丸7・5gを1日3回で処方。寝る前にけいれん改善の作用のある68芍薬甘草湯2・5gを服用するようにして、治療を開始。

コメント

7八味地黄丸は腎虚の代表的な処方です。『金匱要略』には「虚労、腰痛、小腹拘急、小便不利の物は腎気丸これを主る」と記載されています。

7八味地黄丸の構成生薬は、地黄、山茱萸、山薬、茯苓、桂皮、牡丹皮、沢瀉、附子の8種類です。地黄・山薬・山茱萸・茯苓・牡丹皮・沢瀉（87六味丸の処方）はいずれも体を潤す作用があり、腎を元気にします。この87六味丸に、体を温めて活力を上げる作用のある桂皮と附子を加えたものが、7八味地黄丸となります。この7八味地黄丸は、男性の性機能低下（インポテンツ）の改善にも効果があります。

◆腰痛の漢方治療②

糖尿病がある人の転倒後の腰痛に「7八味地黄丸」を処方

年齢性別等：76歳男性

症状：自宅で転倒し、X線およびMRI検査で確認、第2腰椎の圧迫骨折あり。鎮痛剤と外用剤を投与、リハビリとして干渉低周波を実施したが、症状は一進一退。

その後、腰痛が悪化して再度診断、腰痛と下肢痛、下肢のしびれあり。既往症としては腎臓結石、糖尿病、HbA1c：6・9。

診断：実証タイプ。腹診では臍下不仁あり。やや腹満あり。舌診では舌はピンク色。やや胖大舌。歯なし、瘀血あり。7八味地黄丸7・5gを処方。リハビリとして電気鍼治療を開始し、外用剤として湿布剤を投与。

コメント

もう一つ7八味地黄丸による治療の症例を挙げておきました。7八味地黄丸は糖尿病、前立腺肥大、高血圧、坐骨神経痛、腰痛にも有効とされます。この症例は、持病に糖尿病があり、腹診で下腹部の中央部の軟弱（臍下不仁）がみられた症例で、迷わず7八味地黄丸を処方しました。

◆腰痛の漢方治療③

むくみや冷えを伴う高齢女性の腰痛が「107牛車腎気丸」で改善

年齢性別等：85歳女性

症状：歩行困難とともに腰痛・下肢痛あり。下腿から足にかけての浮腫、下肢の筋力の低下もある。

診断：体格中程度、舌診：瘀血あり、腹診：腹満あり。臍下不仁は軽度で、足腰に冷えがあり。腎陽虚による腰痛と判断し、107牛車腎気丸7・5gを1日3回、処方開始。

コメント

107牛車腎気丸は、7八味地黄丸とともに腎陽虚に対して処方される薬です。107牛車腎気丸は7八味地黄丸に、下半身の血流を促進する効果をもつ牛膝と、利水瀉熱の働きがある車前子を加えた処方で、7八味地黄丸の強化版と考えることができます。腎陽を補強し、気化・利水作用があり浮腫が強い症例に適しています。7八味地黄丸の効果が見られない場合に「次の一手」とし107牛車腎気丸を用いることもよくあります。

これに対して、皮膚がやや乾燥し手足がほてるなどの虚熱の症状があるという場合は腎陰虚になるため、87六味丸で治療をします。

◆腰痛の漢方治療④
瘀血のある更年期の腰痛に「25桂枝茯苓丸《けいしぶくりょうがん》」が効果

年齢性別等：52歳女性

症状：1年前より腰痛、両膝痛があり、上半身の発汗も多く更年障害の症状もあり。
既往歴としては3年前に子宮摘出手術を行った。

診断：体格はやや実証。血液検査では特別な異常なし。腹証はやや腹満あり、腹力中等度。舌診で瘀血あり。瘀血を伴う中高年女性の腰痛のため、25桂枝茯苓丸7・5gを1日3回で処方。

コメント

25桂枝茯苓丸は、証は中間証からやや実証の人に用い、駆瘀血剤の代表的な処方です。瘀血に由来する諸症状に広く用いられ、女性に限らず男性にもよく用いられます。脈診では沈と弦、舌診では帯紫色で毛細血管の怒張があり、腹診では左下腹部に瘀血の圧痛があります。全身各所の瘀血による鬱血をとり、それに伴って起きる気・水の障害を改善します。

61桃核承気湯は25桂枝茯苓丸本方より、体力が充実した実証の人に用います。のぼせや精神的神経症状、便秘、左下腹部に抵抗が著明です。

33大黄牡丹皮湯は、61桃核承気湯と同様に体力が充実した実証、便秘があり、右下腹部に抵抗・圧痛があります。

23当帰芍薬散は、虚証で色白で冷え性、下腹部に軽度の圧痛あり。（血虚＋水毒）の人に用います。

◆腰痛の漢方治療⑤

「118苓姜朮甘湯《りょうきょうじゅつかんとう》」で、足腰の冷えを伴う脊柱管狭窄症を治療

年齢性別等：82歳男性

症状：腰痛と歩行障害、腰と足が冷える、両足底の違和感。1年半前に腰部脊柱管狭窄症の手術を受けており、高血圧症、糖尿病の既往あり。

診断：当院の初診時に画像検査実施、第1腰椎の圧迫骨折と軽度ヘルニアを認める。

ABI検査（血流検査）では上下肢とも正常。体格は比較的良く、舌診では色はピンク、軽度の瘀血あり。腹診では臍下不仁あり、腹力低下あり。腰や足の冷えが強いことから、内服薬として118苓姜朮甘湯7・5gを処方。リハビリとして腰と足に電気鍼、マイクロ波の噴流浴を実施。

コメント

118苓姜朮甘湯は、下焦（臍から下）が冷と湿に侵され腰から下が冷えて重く痛む人や、足腰の冷痛があり全身倦怠感や軽度の浮腫がある症例に用います。

この症例は腰から下の冷えを強く訴える患者だったことから、118苓姜朮甘湯を処方しました。118苓姜朮甘湯の構成は、乾姜（君薬）、茯苓（臣薬）、白朮（佐薬）、甘草（使薬）です。乾姜で祛寒、茯苓や白朮でむくみの改善をはかります。甘草は諸薬の調和をはかるものです。

臨床的には腰痛・坐骨神経痛、脊柱管狭窄症、椎間板ヘルニアなどで特に腰と下肢の冷えを伴う人に用います。日常診療ではそんなに多くはありませんが、腰の冷感を強く訴える人がたまに見られるので、そういう場合は118苓姜朮甘湯が第一選択薬となります。下半身が冷え、明らかに下肢の緊張が弱いことが使用目標になります。

同じく冷えを伴う腰痛の鑑別処方としては、冷えが顕著で体力低下（陽虚による水毒）があるときは30真武湯、腎陽虚の場合は7八味地黄丸、手足が冷え、胃腸が弱く虚証の人には18桂枝加朮附湯を用います。

◆腰痛の漢方治療⑥

脊柱管狭窄症による腰痛を「48十全大補湯《じゅうぜんたいほとう》＋53疎経活血湯」独活寄生湯の近似処方で治療

年齢性別等：87歳男性

症状：3年前から腰痛や軽い歩行困難が出てきたため、他院で腰椎の変形を認める。

ＭＲＩ検査等で高度の腰部脊柱管狭窄症と診断。他院で処方された内服薬を服用していたが効果がなく、徐々に症状が悪化。既往歴は心筋梗塞。

診断：中間証。48十全大補湯＋53疎経活血湯（独活寄生湯）1日3回の処方を開始。

コメント

この症例は、著効例とはいえませんが、東洋医学的治療の漢方と鍼治療が併用で効果がみられた症例です。ここに挙げた独活寄生湯は保険適用の方剤ではありませんが、古典に記載された処方です。独活寄生湯は53疎経活血湯（瘀血）＋48十全大補湯（気血両虚）の作用を持つ漢方薬であり、難治性の腰痛に対して「次の一手」として使うことができる処方です。

腰痛の改善・予防になる「腰痛体操」

腰痛の治療・予防のためには、腰を支えて安定させる筋肉（特に深層腹筋）を強化することも大切です。また加齢や運動不足で背すじから腰、股関節、太もも裏にかけての筋肉が硬くなり固まっていると腰痛が起きやすくなります。ストレッチをして筋肉や関節の柔軟性を保つと腰痛の予防にもなります。

私のクリニックでは、腰痛の患者を対象に腰痛体操を指導しています。内容は次の9種類からなります。治療中の人は医師に相談のうえ行う必要があります。一つひとつの

腰痛体操

一般向け　腰痛の治療と予防につながる体操です。
（点線の楕円）の部分を意識して、お腹に力を入れた状態で行いましょう。

基本姿勢

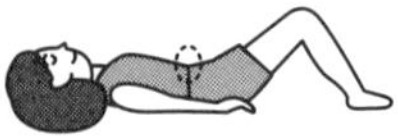

お腹を凹まし（力を入れ、横腹が硬くなることを意識し）、腰部を床面に押し付ける

1　深層腹筋トレーニング-1

基本姿勢（お腹を凹ました状態）から、頭を浮かせ、へそをのぞく

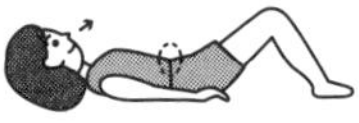

2　深層腹筋トレーニング-2

基本姿勢（お腹を凹ました状態）から、脚をゆっくり 90° に曲げて、ゆっくり戻す

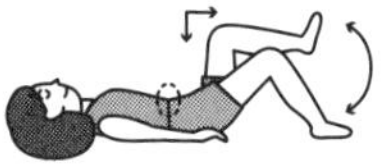

3　深層腹筋トレーニング-3

基本姿勢（お腹を凹ました状態）から、支持脚を伸ばして、2 の動作をゆっくり行う

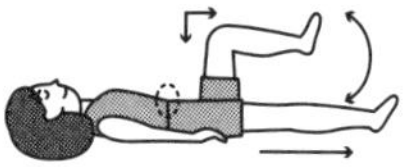

⚠ 実施上の注意

●実施する前に医師に相談してください。●一度に全部やらなくても結構です。毎日続けるようにしましょう。●なるべくゆっくりやりましょう。●1 つの体操は 5 回から 10 回ぐらい、心地よい疲労感を残す程度が理想的です。自分で回数や量を加減してください。●少し休んでから次の体操へ進んでください。

監修：前・日本大学医学部附属板橋病院副病院長　整形外科診療部長　主任教授　徳橋 泰明 先生
指導：日本大学医学部附属板橋病院理学療法室技術長　金岩 克久 先生・技術長補佐　萩之内 淳 先生

4　深層腹筋トレーニング-4

お腹を凹まして、姿勢を崩さずゆっくりひざをあげる

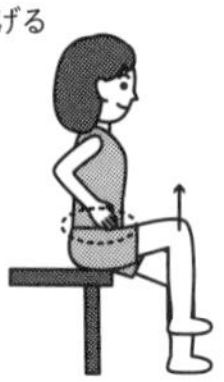

5　ヒップストレッチ

片脚に反対側の脚を組んで乗せ、前屈する

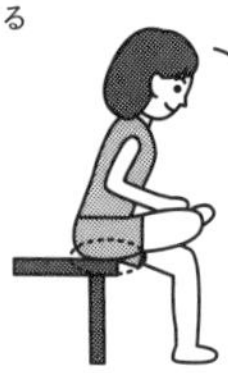

6　太もも裏ストレッチ

片脚を伸ばした状態で、前屈する

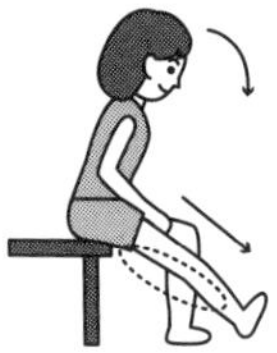

7　背すじ～腰ストレッチ-1

両脚の間に、両ひじを曲げて入れ、前屈する

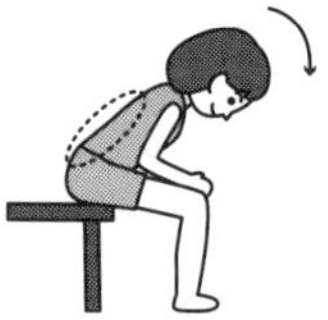

8　背すじ&股内側ストレッチ

曲げた両脚の間に、両ひじを曲げて入れ、前屈する

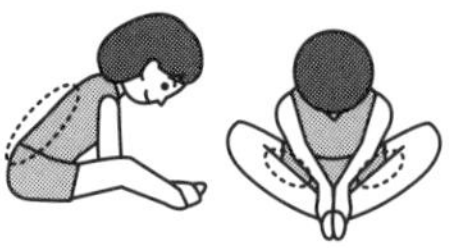

9　背すじ～腰ストレッチ-2

四つ這いになって、息を吐きながら床を強く押し、息を吸いながら顔を上げる

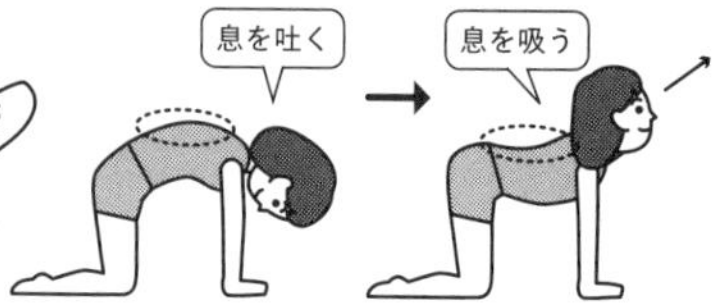

⚠ 腰痛体操をしてはいけない人

●全身に重い病気のある人　●少し動いても息ぎれ、たちくらみ、冷や汗を流す人　●急性期の腰痛症の人　●その他医師から安静をすすめられている人

体操はできるだけゆっくりと行い、一度に全部をやらなくてもいいので毎日続けることが重要です。各体操は5～10回程度、心地よい疲労感を覚える程度を目安に、回数や強度等を調整してください（重い全身疾患のある人、少し動くだけで息切れ・立ちくらみ・冷や汗が出る人、急性期の腰痛の人、その他医師から安静を勧められている人は避けてください）。

【腰痛体操】

①～③の基本姿勢

仰向けに寝て、両膝を立てます。お腹を凹ませ（力を入れ、横腹が硬くなることを意識し）、腰部を床面に押し付ける。

①深層腹筋トレーニング1

基本姿勢（お腹を凹ませた状態）から頭を浮かせ、へそをのぞく。

②深層腹筋トレーニング2
基本姿勢（お腹を凹ませた状態）から、脚をゆっくり90度に曲げてゆっくり戻す。

③深層腹筋トレーニング3
基本姿勢（お腹を凹ませた状態）から、支持脚を伸ばして②の動作をゆっくり行う。

④深層腹筋トレーニング4
座った姿勢で、お腹を凹ませ、姿勢を崩さずゆっくりひざをあげる。

⑤ヒップストレッチ
片脚に反対側の脚を組んで乗せ、前屈する。

⑥太もも裏ストレッチ
片脚を伸ばした状態で、前屈する。

⑦背すじ～腰ストレッチ1
両脚の間に、両ひじを入れて前屈する。

⑧背すじ&股内側ストレッチ

曲げた両脚の間に、両ひじを曲げて入れ、前屈する。

⑨背すじ～腰ストレッチ2

四つ這いになって、息を吐きながら床を強く押して背中を丸め、息を吸いながら顔を上げ、背中をそらせる。

ひざの痛み

ひざは人間の体の中でも最も精緻な構造をしている部位の一つです。骨と骨の間には弾力性に富む軟骨があり、その周辺には関節運動を行うひも状の靭帯や、筋肉を骨に結び付ける腱が付着しています。これらの器官が絶妙にバランスを取り合って立つ、歩く、走る、跳ぶといった人間のさまざまな活動を支えています。しかし、それだけに精巧な機械と同様に、長い年月にわたって使い続けると故障が起きやすくなります。関節周辺の血液の循環が悪くなって、靭帯や腱は弾力性を失っていきます。また軟骨には栄養がいきわたらなくなると同時に老廃物が蓄積されます。そこへ体重の重みや不自然な運動が加わることで、もともと精緻で丈夫な器官であるひざが少しずつ壊れてしまうのです。
実際、ひざ関節には立っているだけで体重と同じ重さがかかっています。歩くときには平地で体重の4倍、さらにジャンプをすれば体重の15倍、体重60kgなら900kgの重さがかかるのです。ひざ関節には普段からこれだけの負担がかかっていますから、40代・50代以降には、ひざの悩みを抱える人が多くなってきます。

ひざの病気で代表的なものが、変形性膝関節症です。整形外科では腰痛・肩こりについで多い疾患です。これは加齢やひざへの過度の負担によって、ひざ関節の軟骨の表面がはがれてトゲのようにささくれだったり、軟骨の下の骨や関節が変形したりする病気です。初期症状では立ち上がったり、歩き始めたりするときにひざが痛みます。悪化してくると普段からひざが重だるい、階段の昇降でひざがズキズキ激しく痛む、ひざに水が溜まって腫れあがるといった症状が現れるようになります。

この変形性膝関節症の治療としては、従来、ステロイド剤や消炎鎮痛薬、貼付薬、外用クリームの塗布、薬剤の関節内への注入などが行われてきました。ただし、ステロイド剤は強い抗炎症作用をもち、強力に痛みを抑えてくれますが、その一方で長期に連用すると軟骨をぼろぼろにしてしまうなど、ひざに悪影響を与える副作用が生じます。

そのため私はステロイド剤の代わりに「20防已黄耆湯」という漢方薬を処方していました。20防已黄耆湯は古くからひざ関節症に有効な薬として、しばしば用いられてきました。すぐれた薬効をもちながら副作用はまったくといっていいほど見られず、きわめて安全性の高い薬です。例えば、ひざがズキズキ痛む症状が2週間以上にわたって続いているなど、かなり悪性の場合でも、服用後2～8週間ではっきりと効果が表れています。特に、水太りで汗っかきなど、水の異常のある人には高い効果を発揮します。

このほか、がっしりタイプで体力のある人の関節の腫れ・痛みには、28越婢加朮湯、体力がなく冷えが強い人のひざ痛には18桂枝加朮附湯を用いることもあります。

【ひざ痛の漢方治療】

- 水太り、汗かきの変形性膝関節症の痛みに効果……20防已黄耆湯
- 浮腫・関節の腫脹、疼痛・熱感がある（実証の風水・風湿）……28越婢加朮湯
- 体力がなく手足の冷えが強く水太りではない（虚症の寒湿痺）……18桂枝加朮附湯

◆ひざ痛の漢方治療

色白で、水太りタイプの人の変形性膝関節症に「20防《ぼう》已《い》黄《おう》耆《ぎ》湯《とう》」が効果

年齢性別等：61歳女性

症状：3年前から両膝痛あり、一進一退の状態。

診断：X線検査では中等度の変形性膝関節症を確認。初診時より20防已黄耆湯7・5g一日3回を投与。

コメント

私は過去二度にわたり、20防已黄耆湯の変形性膝関節症の改善に関する治験データをとっています。その結果いずれも85%前後の改善率を認められました。変形性膝関節症は肥満気味の人に多く見られます。

20防已黄耆湯の使用目標は、比較的体力がやや低下した色白で筋肉が柔らかく水分代謝の悪い状態の人です。水分代謝の悪さは、ひざ関節の痛みと膝の軟骨の損傷をもたらすものととらえています。水分代謝を改善すれば変形性膝関節症は改善すること

が期待できます。そうした働きをもつ漢方が20防已黄耆湯です。

20防已黄耆湯の成分は防已、黄耆、白朮、甘草、生姜、大棗です。防已・黄耆・白朮は水の停滞を改善して利水と浮腫を改善する働きがあり（風腫水腫）、黄耆と合わせると風湿を去る、すなわち風水風湿を改善します。20防已黄耆湯が特に効果を発揮するのは水太りのタイプで、汗をかきやすく筋肉が柔らかくて疲れやすい、体が重いといった状態にある人です。このようなタイプの人が20防已黄耆湯の服用を続けると体の水分代謝が改善され、便通も良くなり、膝の状態も改善されて、さらには体重まで落ちていくケースがあるのです。

ひざ痛の治療のほかの漢方薬との鑑別処方としては、浮腫・関節の腫脹、疼痛・熱感がある（実証の風水・風湿）には28越婢加朮湯を、体力がなく手足の冷えが強く水太りではない（虚症の寒湿痺）には、18桂枝加朮附湯を用います。

膝体操

膝を屈伸する筋肉を鍛えて、膝を安定させ、関節に加わる負担を少なくします。
この体操は膝に痛みがある時でも行うことができます。

❶ 仰向け、横向きでの脚上げ体操

左右の脚で 20 回ずつ行う

仰向けでの運動　　横向きでの運動

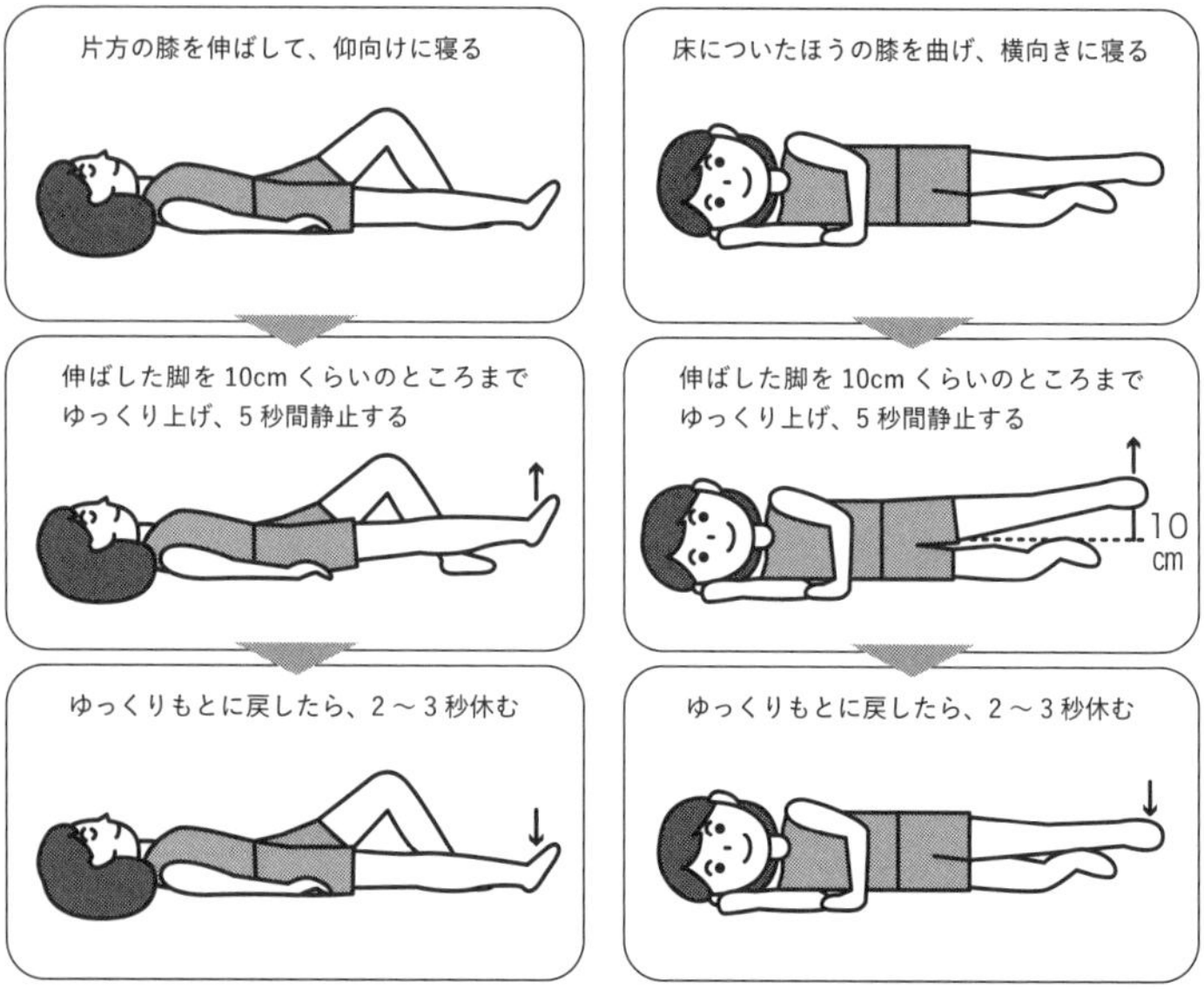
片方の膝を伸ばして、仰向けに寝る
伸ばした脚を 10cm くらいのところまでゆっくり上げ、5 秒間静止する
ゆっくりもとに戻したら、2 ～ 3 秒休む
床についたほうの膝を曲げ、横向きに寝る
伸ばした脚を 10cm くらいのところまでゆっくり上げ、5 秒間静止する
10
cm
ゆっくりもとに戻したら、2 ～ 3 秒休む

❷ 膝を伸ばす筋肉の強化運動

左右の脚で 20 回ずつ行う

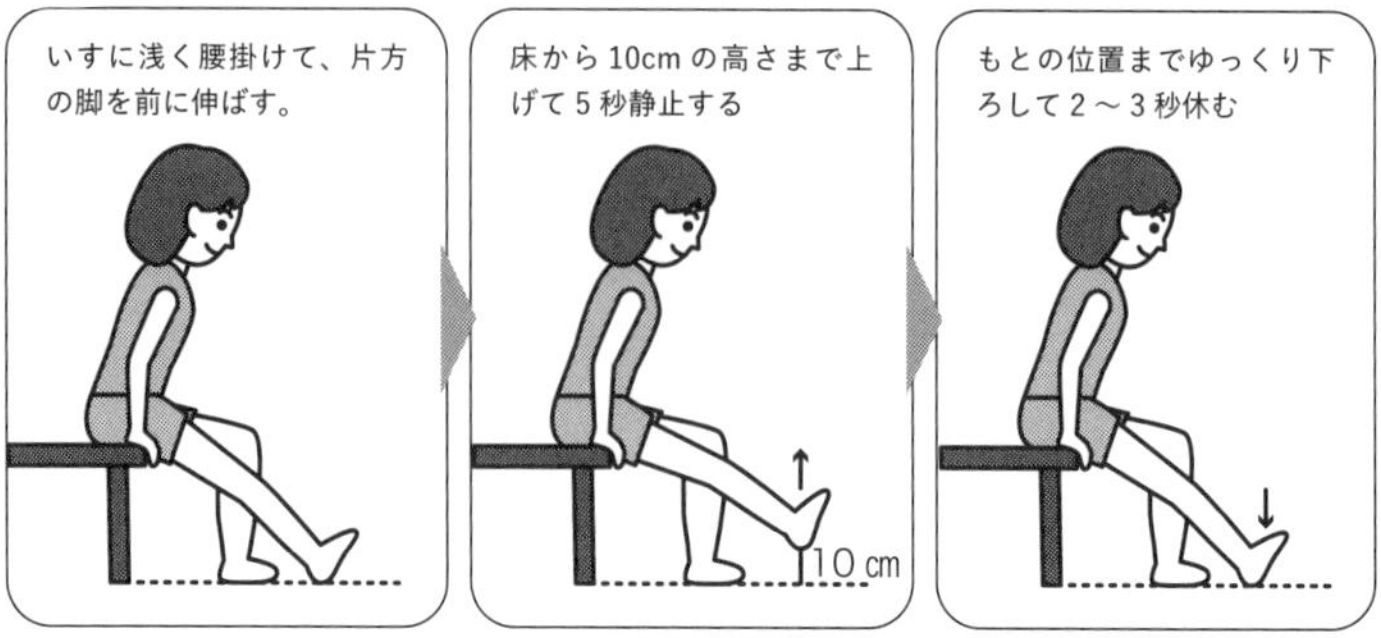
いすに浅く腰掛けて、片方の脚を前に伸ばす。
床から 10cm の高さまで上げて 5 秒静止する
10 cm
もとの位置までゆっくり下ろして 2 ～ 3 秒休む

プールでの歩行や自転車こぎ運動も効果があります。

変形性膝関節症の運動療法「膝体操」

変形性膝関節症の治療・予防のためには、運動療法も有効です。ひざの周囲にある筋肉を強化することで関節を保護し、ひざの痛みの発生・再発を予防します。私のクリニックで指導をしているのは次の「膝体操」です。ポイントは一日5分でもいいので、毎日続けることです。ひざに痛みがあるときでも行うことができます。ここに挙げた体操のほか、プールでの歩行や自転車こぎ運動なども、ひざ痛の予防・改善効果が期待できます。

【膝体操】

①仰向け、横向きでの脚上げ体操（左右の脚で20回ずつ）

仰向けでの運動：片脚のひざを伸ばしてあおむけに寝て、伸ばした脚を10㎝くらいゆっくり上げて、5秒静止し、ゆっくりもとに戻したら、2〜3秒休みます。

横向きでの運動：床についたほうのひざを曲げ、横向きに寝ます。伸ばした脚を

10㎝くらいゆっくり上げて、5秒静止し、ゆっくりもとに戻したら、2〜3秒休みます。

②膝を伸ばす筋肉の強化運動（左右の脚で20回ずつ）

椅子に浅く腰かけて、片方の脚を前に伸ばします。床から10㎝の高さまで上げ、5秒静止。もとの位置まで戻し、2〜3秒休みます。

③太もも裏面のすじのストレッチ（左右の脚で2〜3回ずつ）

椅子に浅く腰かけて片方の脚を前に伸ばし、手の指先を脚の指に近づけるように前屈し、30秒くらい静止します。

大切なひざを守る、日常生活の注意点

日頃から大きな負荷がかかっているひざを守り、故障を起こさずに長く使うためには「ひざを守る生活」をぜひ心がけてほしいと思います。

例えば毎日の食事でも、骨の原料となるカルシウムを積極的に摂ってほしいと思いま

す。私の経験では、ひざの腫れや痛みを抱える人の多くが肉食中心の食事であり、牛乳や魚を好まない傾向があります。牛乳や魚介類にはカルシウムが豊富に含まれますから、こうした食品を避けていればカルシウム不足となり、ひざにダメージが及ぶのも当然かもしれません。実は20防已黄耆湯を服用していると、それまで肉中心の食事嗜好だった人が野菜や魚介類を好んで食べるようになるケースがよくあります。これは体質がそのように変化したということです。特に牛乳や魚介類はひざにとっては最高の薬です。一日3回の食事で牛乳やチーズなどの乳製品や小魚などを取り入れてみてください。

一方、体重過多・肥満はひざの大敵です。体重が少し減るだけでひざにかかる負担を大きく軽減できます。肥満症の人は間食やおやつなどで糖分や水分を摂りすぎ、それでいて運動不足という場合が少なくありません。まず間食をやめ、清涼飲料水の摂取なども極力控えてバランスのよい食事を心がけ、体重をコントロールしましょう。

日常生活では、ひざを冷やさないようにしてください。ひざはそもそも血液循環が悪く、皮膚の温度が低い場所です。サーモグラフィで見ると、健康な人でもひざの皿部分の皮膚温はその周辺に比べて2～3度、人によっては5度前後も低くなっています。もともと血液循環が悪いところを冷やしたりすれば、さらに血液循環が悪化し、ひざ関節の骨の萎縮や変形を促してしまいます。日頃からサポーターやひざかけなどを使ってひざを温め、入浴はシャワーより温かい湯船に浸かるとよいと思います。

またハイヒールや底の硬い靴を避ける、重い荷物を運ぶときはカートを利用する、立ち仕事をするときは休憩を入れながら行う、痛みのないときは積極的に外に出る（ただし下り坂や階段はひざへの負担が大きいので控える）といったことも、ひざを守る生活につながります。

関節リウマチ

漢方では風・寒・湿に注目して「関節リウマチ」を治療

関節リウマチとは、関節に腫れと疼痛を伴う炎症が起こり、破壊や変形によって関節の機能が低下してしまう病気です。特に肩、ひじ、手指、ひざ、足首、股関節などの手足の関節で起こりやすく、進行すると関節を動かせなくなり、日常生活にも大きな支障が生じます。関節リウマチは、免疫細胞が誤って関節の細胞を攻撃してしまうことで起こる自己免疫疾患の一つです。男性より女性に多く、発症のピークは30～50代ですが、60代以降になって発症する人もいます。

関節リウマチの治療は、長らくステロイド剤や非ステロイド系消炎鎮痛剤、抗リウマチ薬などが中心でしたが、日本でも2000年以降、生物学的製剤という効果的な薬剤が登場したことで大きな変化がありました。生物学的製剤を早期から使用することで、関節破壊の進行を抑え、寛解（症状がない状態）を目指せるようになっています。2013年以降は飲み薬であるJAK阻害剤も追加採用され、リウマチ治療に大きな効果をもたらしています（ただし強い副作用も懸念されるので、注意して使う必要があります）。関節リウマチの治療は関節病変が中心になりますが、全身的な疾患であることを念頭において治療にあたる必要があります。

漢方学的には関節病変の鎮痛改善にとどまらず、風・寒・湿に注目し、祛風湿薬を処方し治療していきます。リウマチは自己免疫疾患であるということを考えれば、漢方薬の中に免疫調節作用を持つものや、体の調子を整える作用を持つものがあることはとても興味深いことです。漢方は西洋薬に比べ胃腸障害が少ないだけでなく、むしろ消化吸収機能を高めたり、食欲を増進させたりする作用があり、鎮痛目的以外の薬効を期待できます。

また一般的な体力を保持する働きがあることも特徴です。リウマチは中年女性に発症することが多く、更年期障害や老化などの観点から治療をしてきた漢方の考え方は、現代医学にはないもので、大いに参考にすべきです。

もちろん、リウマチに対して漢方は万能ではありません。しかし、はるか昔から漢方医家は古来伝承のあらゆる処方を試み、相当の治験例を報告していますから、その貴重な体験を参考に、治療やほかの療法の副作用の軽減、体力・活力の向上、QOLの向上のために漢方を活用するのは意義のあることです。関節リウマチの治療で使用するおもな漢方薬には次のようなものがあります。

【関節リウマチの漢方治療】

- 関節が腫れて痛みがひどいときに……S−10桂芍知母湯、18桂枝加朮附湯

- 熱を伴う関節痛……28越婢加朮湯
- 水太りで汗かきの人に……20防已黄耆湯
- 関節が熱っぽいときに……28越婢加朮湯
- 皮下脂肪の厚い肥満体質の人に……62防風通聖散
- 血虚、気虚、両虚……97大防風湯
- 他薬で効き目がみられないとき、慢性的な関節症に……78麻杏薏甘湯《まきょうよくかんとう》、28越婢加朮湯
- 強い手足の冷えに……38当帰四逆加呉茱萸生姜湯、桂枝二越婢一湯（45桂枝湯5g＋28越婢加朮湯2・5g）
- 初期症状や上半身の関節リウマチに……1葛根湯

◆関節リウマチの漢方治療①

色白、中間証タイプのリウマチに「20防已黄耆湯＋78麻杏薏甘湯」の合方を処方

年齢性別等：66歳女性

症状：1年前よりリウマチを発症。両手・両足・両膝・両肩の痛みと腫脹あり。他院でリウマチと診断を受け内服薬を投与したが、一進一退。

診断：X線では両膝・両肩に関節炎による変化あり。両手首は一部骨破壊があり、手首の運動制限あり。色白で中間証タイプ、舌診では白舌。腹証では腹力弱い。

初診時より、20防已黄耆湯7・5g＋78麻杏薏甘湯7・5g分3を合方し、処方。

コメント

20防已黄耆湯は色白で筋肉が柔らかく水太りの体質で疲れやすく、汗が多く、尿量が少なく、下肢に浮腫をきたし、膝関節が腫脹し痛みのあるものに用いられます。

78麻杏薏甘湯は、筋肉の緊張を除き、水毒の停滞を促して鎮痛の効果を発揮します。薏苡仁は麻黄・杏仁と協力して筋肉や関節の痛みをとり、甘草はこれらを調整してその効果を補佐しています。こうした生薬の作用があいまって関節痛・神経痛・筋肉痛を改善します。これらの2処方は単独で用いられることもありますが、いずれも利水作用があり、両処方を合方することにより、風湿に起因する関節痛・神経痛、関節リウマチにも効果があると考えられます。

◆関節リウマチの漢方治療②

体力低下した女性の関節リウマチを「48十全大補湯」と「S-10桂芍知母湯《けいしゃくちもとう》」で治療

年齢性別等：77歳女性

症状：20年前に夫に腎移植をした頃から体重減少、体力低下、食欲不振が進行。下痢しやすい、不眠などの不調とリウマチを発症。両肩の痛み、両膝の痛み（鶴膝風）、両手痛、両手の変形、朝のこわばり、両手の巧緻作業ができないといった症状により、歩行や日常生活が困難。

診断：レントゲンでは両肩・両膝・両肘加齢的変化あり。両手にはスワンネック変形や手根骨の硬化像あり。顔色が悪く貧血あり。舌診では瘀血あり、白苔あり、歯痕なし、やや胖大舌。腹診は全体に軟弱。下痢しやすく皮膚がやや枯燥。全身の体力低下・倦怠感が著明。気血両虚と診断し48十全大補湯5g分2で処方開始。

コメント

最初に処方した48十全大補湯は、75四君子湯と71四物湯を合わせた八珍湯にさらに桂皮と黄耆を加えた10種類の生薬で構成されています。気血両虚を補う薬方で、効能として病後・術後の体力低下、疲労倦怠、食欲不振、寝汗、手足の冷え、貧血に用いられます。最近では、免疫強化、抗がん剤の副作用の改善に効果があるという報告もあります。

20防已黄耆湯は、虚証の水毒（関節水腫）に効果があるとされます。S-10桂芍知母湯は、気血が虚して筋肉が萎縮し、鶴の骨のようになった膝関節（鶴膝風）や下肢の運動・知覚麻痺したものに用いられます（風湿脾）。この症例はS-10桂芍知母湯の効果があった症例です。本人も服用していると調子が良いということで10年間継続服用していますが、特に副作用は認められません。

48十全大補湯の鑑別処方として、41補中益気湯は48十全大補湯と同様に体力が衰え、四肢倦怠感を訴えますが、貧血と皮膚の乾燥はない場合に使用します。30真武湯は、疲労倦怠感が48十全大補湯ほどはなく、気力が衰えて手足の冷え・めまいなどを訴えるときに適します。

S‐10桂芍知母湯に似た作用をもつ97大防風湯は、関節変形・腫脹・疼痛への効果は、S‐10桂芍知母湯と同様ですが、栄養状態がもっと悪いもの、血両虚の風寒湿脾の症例に用いられます。

◆関節リウマチの漢方治療③

「97大防風湯」で、再発した慢性の関節リウマチの痛みが改善

年齢性別等：58歳女性

症状：21歳のときにリウマチを発症。リウマチセンターで関節リウマチと診断。2年間リューマトレックスの投与を受けた結果、軽快するも、再び関節リウマチと診断され、抗リウマチ薬を投与される。

診断：初診時、両手首・両手指・両足首・両膝関節の熱感と腫脹（鶴膝風）あり。両手首は強直状況。虚証で、疲れやすい、食欲不振（気虚）、軽い貧血、皮膚の乾燥など（血虚）。舌診では舌の軽度肥大、腹証では腹直筋の緊張あり。初診

時、気血両虚と考え、97大防風湯10・5g分3を処方。

コメント

97大防風湯の効能効果としては関節リウマチ、慢性関節炎、痛風などで関節が腫れて痛み、麻痺強直して屈伸がしがたいものに用います。使用目標としては比較的体力の低下した人で顔色が悪く、関節の腫脹・疼痛・運動機能障害などがあり、これらが慢性に経過した症例に用いられます。関節リウマチで、起立歩行の十分できない症例などがこれにあたります。

生薬の構成は48十全大補湯を基本に風湿を補う防風・杜仲、筋力を強くする杜仲・牛膝、鎮痛・祛寒作用のある附子が加わったものです。関節が腫脹して屈伸が困難な膝（鶴膝風と呼ばれる）症状に用いられます。18桂枝加朮附湯にも似たような作用がありますが、18桂枝加朮附湯は虚証の寒湿痺（冷えや水分停滞による痛み）に用います。S-10桂芍知母湯は、膝の変形（鶴膝風）は同じですが、気血両虚が97大防風湯より軽い寒湿痺の熱痛（冷えや水分停滞があり、患部に熱をもつ）に適しています。

神経痛

肋間神経痛などのほか、帯状疱疹後神経痛も増えている

さまざまな要因により、神経が刺激を受けて痛みが生じるものを神経痛といいます。代表的な神経痛としては坐骨神経痛、肋間神経痛、三叉神経痛があります。

坐骨神経痛はお尻から太もも裏、ふくらはぎにかけて鋭く電気が走るように痛みます。椎間板ヘルニアなどにより、神経が圧迫されているのが原因です。肋間神経痛は、肋骨の下の神経が外的な刺激を受けたり炎症を起こしたりすることで、肋骨沿いに鋭い痛みを覚える病気です。呼吸をするときに脇腹から背中にかけて、針を刺すような痛みが走ると表現する人もいます。肋間神経痛は椎間板ヘルニアのほか、骨粗鬆症や事故による骨折が引き金になることもあります。三叉神経痛は、顔にある三叉神経が刺激されて起こるものです。目の周りや額、ほほなどにチクチク、ズキズキとした痛みが表れます。

このほかにウイルス性の感染症である「帯状疱疹」が治ったあとにも強い痛みが続くものを、帯状疱疹後神経痛といいます。近年、帯状疱疹は中高年を中心に増えており、帯状疱疹後神経痛に悩む人も増加しています。また検査をしても明らかな原因の分からない神経痛も珍しくなく、ストレスや冷えなどが関係しているとの指摘もあります。

以前はこうした神経痛に対し、西洋医学では決定的な治療法がありませんでしたが、最近では神経障害性疼痛の治療薬が登場し、治療の選択肢は増えています。

またこうした原因の分かりにくい症状を得意とするのが漢方です。特に肋間神経痛に対しては、10柴胡桂枝湯が高い治療効果を挙げています。体力のない虚証タイプの人で、「胸脇苦満（肋骨の下端のすぐ下の腹部に圧迫感があり、押すと抵抗がある）」がある人に適しています。帯状疱疹後神経痛や三叉神経痛には、駆水剤である17五苓散や、体を温めて筋肉の痙攣や痛みを取る作用のあるS-07葛根加朮附湯がよく効きます。

◆神経痛の漢方治療

「35四逆散《しぎゃくさん》」で肋間神経痛が改善

年齢性別等：76歳男性

症状：1カ月前より左脇腹が痛み（激痛に近い痛み）、他院で鎮痛剤を投与されていたが治らない。

診断：体格は中程度。舌診では舌の呈示は良好、少々瘀血あり、舌尖が赤い。X線および肋骨CTを実施したが、明らかな外傷所見およびヘルペスはなし。同日より、35四逆散7・5gを投与開始。

コメント

この症例は、肋間神経痛・胸痛に対して35四逆散が著効した症例といえます。この男性は胸脇苦満があり、比較的体力のある人で、ややイライラ、不眠、抑うつ傾向といった精神症状、腹証では腹直筋の緊張がありました。こうした人には35四逆散がたいへんよく効くことがあります。

こむら返り

筋肉減少や疲労、動脈硬化などが原因で筋肉がつる症状

こむら返りは、整形外科的な病名では有痛性筋痙攣または筋クランプと言われます。こむら返りというのは古い言葉でふくらはぎをこむらと呼んだことからきています。ふくらはぎの痙攣「腓腹筋痙攣」とも言います。筋痙攣は手足の指・腕、足首、太もも、土踏まず、首、肩、腰、おしりの筋肉にも起こります。腓腹筋以外でつりやすい筋肉は、ヒラメ筋、お尻の深部にある梨状筋、脛にある前脛骨筋、肘と手首をつなぐ腕橈骨筋、胸の大胸筋などがあります。

「筋肉がつる」という状態はセンサーの誤作動によって、歯止めを失った筋肉の暴走であると考えられます。筋肉の伸びすぎを監視する筋紡錘と、腱、筋肉の縮みすぎ、伸びすぎを監視する腱紡錘の2つの筋肉が、脊髄との連絡がうまくいかないコミュニケー

ションエラーが起きている状態です。

こむら返りの原因としては、筋肉量の減少、筋肉疲労の蓄積、動脈硬化、病気や薬の影響、電解質の異常（ミネラルバランスのくずれ）などが挙げられます。また筋肉がつる病気としては代謝系の病気、背髄系の病気（整形外科の腰部脊柱管狭窄症・腰椎椎間板ヘルニア）等、血管系の病気、神経筋由来の病気が考えられます。

こむら返りの薬物療法としては、以前は、筋弛緩剤や抗けいれん剤の投与などが行われていましたが、現在では第一選択薬として68芍薬甘草湯が挙げられます。冷えを伴う場合には、SG-146芍薬甘草附子湯が処方されます。横紋筋（骨格筋と心臓の筋肉）と平滑筋（心臓以外の内臓血管の筋肉）、この両方の筋肉を緩める働きがあります。

私の整形外科の日常診療でよく見られるのは、脳卒中患者の睡眠時におけるこむら返り、慢性肝疾患患者のこむら返り、透析患者のこむら返りです。こうした疾患に伴うこむら返りにも68芍薬甘草湯やSG-146芍薬甘草附子湯が効果を表します。

【こむら返りの漢方治療】
こむら返りの痛み……68芍薬甘草湯、（次の一手）SG−146芍薬甘草附子湯

◆こむら返りの漢方治療①

実証タイプの夜間に起こるこむら返りを「68芍薬甘草湯」で治療

年齢性別等：79歳男性

症状：畑仕事をしすぎると腰痛と夜間のこむら返りがある。

診断：初診時、X線検査では全体に骨棘形成あり、変形性腰椎症とこむら返りと診断。やや実証、腹証は臍下不仁軽度。舌診はやや腫れぼったいが瘀血なし。初診時より、7八味地黄丸7・5g分3と68芍薬甘草湯2・5g就寝前を処方。

コメント

こむら返りに68芍薬甘草湯は整形外科の日常診療ではよく投与されます。急激に起こる筋肉の痙攣を伴う疼痛、筋肉痛・関節痛・胃痛・腹痛・生理痛に効果があるため、整形外医の90％以上が頓服的に処方しているとの報告もあります。68芍薬甘草湯は芍

薬と甘草の2剤で構成されているため、即効性があります。ほとんどの症例で服用して10分ぐらいで効果がみられます。

ただし長期の服用には注意が必要です。私は40年近い診療経験の中で、68芍薬甘草湯の副作用としてミオパチー、アルドステロン症、低カルシウム血症等の副作用の経験が2例あります。長期に使う場合には、定期的な血液検査と診察を行う必要があります。

◆こむら返りの漢方治療②

足の冷えを伴うこむら返りには「SG−146芍薬甘草附子湯」が効果

年齢性別等：74歳男性

症状：1年前から腰痛とこむら返り、下肢の冷えがある。

診断：X線検査では腰椎の全体の変形があり、MRIでは中程度の腰部脊柱管狭窄症の所見が見られる。実証でやや肥満タイプ。初診時より、53疎経活血湯7・5g分3、S−05三和芍薬甘草附子湯1・5g就寝前を処方。

コメント

こむら返りには多くの場合、68芍薬甘草湯の投与で十分な効果がありますが、効果不十分の場合には、私は本人の足の冷えの有無を確認し、冷えがあるときには加工ブシ末1gが含有されたS-05三和芍薬甘草附子湯を処方することが多いです。

次の一手として53疎経活血湯+附子を用いるとよいです。

打撲・捻挫

漢方では、打撲による内出血を「血のうっ滞」ととらえる

打撲傷とは体に何らかの外力が加わり、皮下組織や組織・臓器が傷ついた状態です。症状は内出血を伴う痛みや腫れ、軽い運動制限などが生じます。関節打撲の場合には関節血腫といって、関節内に血が溜まることもあります。関節が、本来の動きとは異なる無理な動きを強いられると捻挫となります。

打撲の治療としては傷害の直後は患部の安静を保つために、冷シップや絆創膏、弾性

包帯などで固定をします。関節血腫があるときは穿刺をして、溜まった血を除去します。腫れや炎症が軽減してきたらマッサージ、温熱療法、理学療法を実施します。薬物療法としては非ステロイド消炎鎮痛剤・消炎酵素剤、漢方薬などが使われます。

漢方では、打撲による内出血は血の流れのうっ滞と考え、瘀血の一種と考えます。したがって打撲の治療に対して用いられるのは、うっ滞を取り除くことを目的とした瘀血剤と呼ばれる漢方です。代表的な処方が61桃核承気湯、25桂枝茯苓丸、１０５通導散、89治打撲一方です。

このうち、証に関係なく打撲による疼痛や腫れを短期間で改善するのが、89治打撲一方です。89治打撲一方は川骨、樸樕、川芎、桂皮、丁子、大黄、甘草という7つの生薬から構成されています。川骨は内出血の吸収・組織修復作用があり、樸樕は鎮痛・解毒・消炎・収斂・止血作用があります。川芎は経絡を整え、痛みを止める活血理気と消炎作用があり、打撲による腫れや痛みを抑えます。

また打撲・捻挫によるひどい腫れや痛みに瘀血があれば、25桂枝茯苓丸が効果的です。桃仁、牡丹皮、桂枝、芍薬、茯苓からなります。駆瘀血剤の標準的な処方薬で、体格は比較的しっかりしていて赤ら顔が多く、腹部は大体充実、下腹部に抵抗のあるもので更年期障害（頭痛、めまい、のぼせ、肩こり等）、冷え症、打撲症に効能があります。89治打撲一方一剤では効果が限られるときに、次の一手として25桂枝茯苓丸を合方して用いると効果がよい症例を私は多く経験しています。

105通導散は、体力のある実証タイプで皮下出血、腫れ、のぼせ、便秘がち、下腹部に抵抗と圧痛のある人に用いられます。捻挫の治療の際にも大きな効果を発揮します。

【打撲の漢方治療】

- 打撲による疼痛や腫れを改善……89治打撲一方
- 打撲による瘀血を改善……25桂枝茯苓丸
- 実証で便秘のある人に打撲に……105通導散

◆打撲の漢方治療①

「89治打撲一方」の処方で、短期間で打撲の痛み・腫れが改善（2症例）

症例1

年齢性別等：58歳男性

症状：2・5mの高さから転落、胸部を強打して息をすると胸が痛む（胸部痛）。

診断：当院初診時、画像検査（CT）をしたところ骨折はないが、胸部に内出血あり。体格は良く、舌診では瘀血なし、腹診でも特別な所見はなし。胸部打撲と診断し、89治打撲一方7・5gを10日分投与。

症例2

年齢性別等：18歳男性

症状：自転車走行中に滑って転倒。

診断：X線検査では明らかな骨折はなく、肩、肘、臀部に腫脹と内出血あり。体格はよく実証タイプ。左肩打撲・左肘打撲捻挫・腰臀部打撲と診断し、89治打撲一方7・5gを10日分投与。

コメント

89治打撲一方は打撲・捻挫に処方できる唯一の漢方薬です。西洋薬では、鎮痛を目的とした内服薬はありますが、消炎酵素剤は現在販売されていません。89治打撲一方は、年齢や証に関係なく処方できる便利な漢方薬です。当院では外傷の患者にはほとんどの症例に処方しています。

◆打撲の漢方治療②

瘀血がある人の打撲・捻挫を改善する「89治打撲一方＋25桂枝茯苓丸」

年齢性別等：59歳女性

症状：仕事中、風呂場でつまずき、右膝と右足首を捻っていた。自宅でアイシング及び湿布を貼付したが腫脹・痛みが軽減しない。右膝には内出血があり、痛みで歩行が困難な状態。

診察：X線検査で確認すると骨折はなし。体格は中程度、舌診で瘀血あり、歯痕あり。腹診でも左下腹部の瘀血が確認された。右膝打撲捻挫、右足関節捻挫打撲と瘀血による疼痛と診断し、89治打撲一方7・5gと25桂枝茯苓丸7・5gを14日分処方。

コメント

89治打撲一方の次の一手として、舌診・腹診で瘀血があれば25桂枝茯苓丸を合方して投与しています。89治打撲一方は構成生薬に大黄が入っているため、下痢をしやすいという副作用があります。

冷えが原因の痛み

気血の不足や滞りで「冷え」と「痛み」が起こる

慢性痛に悩まされている人は、冬場をはじめ、夏でも冷房の効きすぎた寒い環境では腰痛や関節痛などの痛みが強くなるという人も多いと思います。冷えと痛みには、深い関係があります。冷えが生じるいちばんの原因は血行不良です。寒い環境では体の熱を逃さないようにするため末梢の血管が収縮し、血流が悪くなります。すると、手足などの末梢に温かい血液が届かなくなって体が冷えると同時に、組織に疲労物質や発痛物質が溜まりやすくなり、凝りや痛みが生じやすくなります。

また外的には温かい環境でも、手足など末梢の血行不良があって手足や体が冷える人がいます。いわゆる冷え症の人です。循環器や内分泌の疾患のほか自律神経失調症、ホルモンバランスの変化、ストレス等で冷えが生じることもあります。また筋肉も体の熱を作っているので、筋肉の少ない女性や高齢者は冷えやすくなります。整形外科では、こうした冷えを伴う痛みには温熱療法や電気治療、運動療法などで体を温め、血流改善を図ります。

また冷え症のように病気ではないものの不調が続くような症状は、漢方の得意とするところです。漢方では気・血・水が不足したり、滞ったりすると冷えや痛みが生じると考えます。熱や栄養を運ぶ働きのある気や血が不足すると冷え（寒証）となり、痛みにもつながります。そこで気を補い、体を温める作用の強い18桂枝加朮附湯や、水毒を改善する63五積散で治療をしていきます。

【冷えによる痛みの漢方治療】

●冷えによる痛みに……18桂枝加朮附湯、23当帰芍薬散、25桂枝茯苓丸、38当帰四逆加呉茱萸生姜湯

●気・血・痰・寒・食の病毒を治す……63五積散
●自律神経失調症による冷えに……71四物湯

◆冷えによる痛みの漢方治療①

冷えによる腰痛を「18桂枝加朮附湯《けいしかじゅつぶとう》」で治療

年齢性別等：81歳男性

症状：5年前より腰痛と足のしびれ、手足の冷えがあり、痛みで長くは歩けず、日常生活にも支障がある。

診断：画像検査で椎体の変形や脊柱管狭窄が確認され、間欠性跛行があることから、腰部脊柱管狭窄症と診断。痩せ型で色白の虚証タイプ。舌診では白苔が多い。腹診では臍下不仁あり。血液検査では特に異常はなし。18桂枝加朮附湯7・5g＋アコニンサン錠9錠の処方を開始。

コメント

18桂枝加朮附湯は江戸時代の漢方の大家である吉益東洞が考案した処方です。

構成する生薬は桂枝、芍薬、甘草、蒼朮、大棗、生姜、附子で、寒と湿に侵されたものに対する基本処方とされています。45桂枝湯に蒼朮、附子を加えた処方で、寒痺（寒さによる痛み）・湿脾（水分停滞による痛み）に効果があります。全体として関節変形のない関節痛、筋肉痛、神経痛、手足の冷えを伴う痛みに効果があり、四肢の疼痛や関節痛、手足のしびれ、寒冷により増強する症状によく効きます。18桂枝加朮附湯は副作用の少ない漢方薬であり、私の場合は、患者に入浴したあとに温まると痛みが和らぐかを質問して、処方の目安にしています。

冷えによる痛みで浮腫があるときは茯苓を加えたSG-18R桂枝加苓朮附湯を用います。寒冷により増悪する関節痛、微熱、寝汗、朝の手の強ばりなどに効果があります。虚証で体力の低下した人に幅広く使える漢方薬で、当院でも処方数はトップ3に入っています。

鑑別処方として、52薏苡仁湯は比較的体力があり局所の熱感、疼痛（湿痺）のある慢性期の症例に用います。28越婢加朮湯は、実証の人で関節に腫脹と熱がある急性期の症例に適しています。20防已黄耆湯は虚証タイプで、色白で筋肉が柔らかく、いわゆる水太りの人で、関節が腫れているものに用います（気虚・風湿）。

◆冷えによる痛みの漢方治療②

冷えのぼせがある女性の関節痛・腰痛が「63五積散」で軽快

年齢性別等：56歳女性

症状：2年前より首・腰・肩・手足の関節が痛むようになり、リウマチ検査を実施し陰性。診察中も上半身がほてって顔に汗をかいており、反対に腰部・腹部はとても冷える。

診断：血液検査や画像検査では、特別の異常は確認されず。中間証で色白、体格はよい。脈診は浮弦、舌診は乾湿で、白苔あり。腹部はやや緊張。瘀血なし。水毒による冷えのぼせと判断して、63五積散7・5gを処方。

コメント

63五積散は、気・血・痰・寒・食の5種の病毒がうっ積するのを治すという意味があります。上半身がほてり、下半身が冷える人、また症状はそれほど強くないものの、慢性に経過する場合に用いられます。腰痛、関節痛、頭痛、更年期障害、冷房による関節痛等に適応があります。

水の分布異常による水毒が関係する冷えや痛み、しびれには63五積散がよく効くことがあります。この女性は腹診で瘀血がなく水毒によって下半身が冷え、熱が上半身にこもっている状態（冷えのぼせ）でしたので水分の異常を正し、冷えが改善することで熱の偏りもなくなり、ほてりがとれて、痛みが解消した症例です。

ストレスによる痛み

ストレスや心因性の痛みに悩む人が増えている

近年、増えていると感じるのが痛みにストレスや不眠などが関係しているケースです。痛みを訴えるとともにイライラ、怒りっぽい、不眠といった症状がある場合、整形外科でも精神安定剤、睡眠導入薬など使用することもあります。

漢方ではストレスが強く、常にイライラしているような状態は、気虚・血虚や気の滞り（気滞）があると考えます。心身のエネルギーである気や、それを運ぶ血が不足していると神経の異常な興奮が続き、関節痛などの痛みもより強く感じます。こうした場合は不足した気血を補うとともに、鎮静・鎮痛作用のある54抑肝散などで治療をします。54抑肝散は認知症の治療にも用いられ、怒りやイライラといった症状を和らげてくれます。

またストレスが強く、のどや胸につかえ感があるというときは、スムーズに流れるはずの気が滞った気鬱があると考えます。こうしたストレス症状とともに痛みがあるときは、気を動かす作用がある16半夏厚朴湯などで治療をします。

【ストレスによる痛みの漢方治療】

- イライラに……54抑肝散
- 胃腸が弱い人に……83抑肝散加陳皮半夏
- 神経質な人に……35四逆散

◆ストレスによる痛みの漢方治療①

イライラしやすい人の痛みに「54抑肝散」を使用

年齢性別等：45歳女性

症状：半年前頃より体中の関節・筋肉痛、不眠、全身の倦怠感などがあり、内科に通院中。内科での血液検査等では特に異常なし。

診断：体格・体力中程度。舌診では舌の呈示が強烈、瘀血なし。舌の色は暗赤色で湿潤あり。腹診では腹直筋の瘀血あり。診察中もイライラしており、怒りっぽい性格。ストレスによる症状と考えて、54抑肝散7・5g分3で投与。

コメント

54抑肝散は、虚弱な体質で、神経が高ぶるもの、神経症、不眠症、イライラするなどの精神症状がある人に用います。こうしたストレス性の症状とともに顔面痙攣や手足の震えなどもある場合もあり、腹直筋が全般に緊張している場合に使用します。

54抑肝散の構成は、釣藤鈎、柴胡、甘草、当帰、茯苓、白朮、川芎です。釣藤鈎には、鎮静、鎮痛、抗不安作用があり、柴胡には、鎮痛、消炎作用があります。54抑肝散は本来は小児の夜泣き、小児疳症の子どもに対して処方される薬ですが、虚弱体質で神経が高ぶり気血両虚の状態にある症状に対し処方するもので、最近では成人にも投与されることが増えています。特に高齢者の認知症、不眠症に対して、怒りが背景にある人の症例に効果があります。

私の病院でも、軽度の認知症のある外来患者、入院患者で夜間に大声を出すといったせん妄のある患者、不眠症を訴える患者に投与すると効果がみられます。術後の不穏状態を呈する患者にも効果があります。さらに当院では、54抑肝散7・5gにサフラン1gを追加投与して処方するとより効果が高いと実感しています。

◆ストレスによる痛みの漢方治療②

「24加味逍遙散《かみしょうようさん》」の有効例

年齢性別等：61歳女性

症状：中間証　舌診：軽度の瘀血あり　舌の呈示は控えめ　腹診：右上腹部に軽度の胸脇苦満あり。頭重、頭痛、肩こり、めまい、腰痛。

診断：３カ月前から症状が出現。初診時、画像検査実施。加齢的変化を認める。血液検査でも特記する所見はない。疲れやすい。上半身がのぼせ、足が冷える。首から上に発汗が多い。イライラする。初診時より、24加味逍遙散7・5g分3で処方。

コメント

24加味逍遙散は逍遙散に山梔子（サンシシ）と牡丹皮を加え、婦人の不定愁訴や更年期障害によく用います。23当帰芍薬散、25桂枝茯苓丸とともに三大婦人病薬の一つです。心気症的傾向の不定愁訴と柴胡剤と駆於血剤の証を併せもつ虚証に広く用います。

診断のポイントは多彩な愁訴・心気症的傾向がある点です。腹証で瘀血と胸脇苦満があれば適応となります。体質虚弱な女性で肩がこり、疲れやすく、精神不安があり、特に便秘の傾向のある人に効きやすく、冷え性や虚弱体質、更年期障害、血の道症に効果があります。

54抑肝散は、神経興奮症状が強く、怒りやすく、舌の呈示が強烈です。24加味逍遙散は、舌の呈示が控え目で診察時に落ち着かない、どうでもいい主訴を並べる傾向にあります。

◆ストレスによる痛みの漢方治療③

気鬱とのどの違和感がある人の痛みに「16半夏厚朴湯《はんげこうぼくとう》」が効果

年齢性別等：48歳女性

症状：神経性食道狭窄症　頚肩腕症候群　不眠症　舌診　瘀血なし。舌を強烈に呈示する　胖大舌　色はピンクで白苔あり。

診断：喉がつまる（咽頭違和）　肩こり。

コメント

代表的な理気剤で、気の鬱血により痰が喉に溜まるのを除く作用があります。気がふさがっているのを改善し、痰飲を散ずる方剤である。咽中炙臠《いんちゅうしゃれん》（あるいは梅核気）、胸につまった感じ（痞塞感）、神経質、イライラに効果があります。

構成は、半夏（君薬）、厚朴（臣薬）、茯苓（佐薬）、蘇葉・生姜（使薬）、特に半

夏・厚朴・蘇葉には気を巡らす作用があります。

全体として鬱を改善し塞がっているものを開き、清め、気持ちを伸びやかにします。特に気分が塞いで咽喉食道部に異物感や、時に動悸・めまい、何かが起こるといった予期不安感（取り越し苦労）などがある場合に用います。

不安神経症、神経胃腸炎、咳、しわがれ声、神経性食道狭窄症、不眠症に効能効果があります。先人の経験を元に今日まで用いられている16半夏厚朴湯は副作用もなく習慣性もなく優れた漢方薬の一つです。

フレイル

高齢世代は、心身の虚弱＝フレイルに注意が必要

高齢者では、フレイルに注意が必要です。加齢により筋力が低下すると疲れやすくなります。さらに関節痛などがあるとなおさら身体活動が少なくなり、家にこもりがちになります。結果、食欲が低下して栄養状態も悪くなり、さらに筋肉減少（サルコペニ

ア）が進んでいきます。こうして身体機能が低下し、併せて意欲や社会性なども低くなってしまうのがフレイル（心身の虚弱）です。フレイルを放置していると心身がますます弱くなり、転倒・骨折をして要介護状態になったり、うつ病のリスクが上がったり、死亡に至ることもあります。フレイルかどうかを見極めるポイントとしては次の5点が挙げられます。

①体重減少（体重を減らそうとしていないのに年に4～5kgの減少）
②何をするのもおっくうだと感じる日が週に3～4日ある
③歩く速さが遅くなる
④握力が弱くなる
⑤体を動かす機会が減り、身体活動量が低下している

フレイルはいわば健康な状態と要介護状態の中間に相当するもので、この段階で気づいて対策をとれば健康な状態に戻ることができます。たんぱく質をはじめとした栄養豊

富な食事をとる（栄養）、家事などでよく体を動かしたり運動をする（運動・身体活動）、趣味や仕事、ボランティアなどで人と交流する（社会参加）等が重要になります。

漢方では、フレイルで気力・体力が低下している高齢者を気虚（エネルギーの不足）、血虚（栄養不足）、脾虚（消化機能の低下）、腎虚（老化）が重なったものととらえます。このような人には漢方の3補剤といわれる41補中益気湯、48十全大補湯、108人参養栄湯を用います。関節痛などを訴える人でも、その背景にフレイルがあるときはこうした補気剤で全身の状態を底上げし、さらに症状に合った漢方薬で痛みを改善するようにします。

【フレイルの漢方治療】

●気血両極に……41補中益気湯、48十全大補湯、108人参養栄湯

◆フレイルの漢方治療①

「41補《ほ》中《ちゅう》益《えっ》気《き》湯《とう》」で、食欲と元気がもどった高齢女性

年齢性別等：80歳女性

症状：食欲不振と疲労倦怠、意欲・やる気が出ないといった症状。

診断：血液検査等では特別な異常はなし。色白で虚証タイプ。舌診では暗赤色、薄い白苔あり。腹診では腹力軟弱。食欲不振や慢性胃炎を改善するため、41補中益気湯7・5g分3で投与。

コメント

41補中益気湯は、名前のとおり中（胃）を補い気（元気）をます薬で、全てに力なく倦怠感の著しい人に用います。補気薬の代表的な漢方であり、特に脾虚（胃）を改善する作用があります。升提の聖薬であるとともに、古今名方中の傑作といわれます。臨床的には全身倦怠感、無気力、食後の眠気、寝汗、微熱、病後の体力増強、高齢者の虚弱（フレイル）の症状のあるときに使用します。

診断のポイントは、目力が弱い、言葉に力がない、手足の倦怠、温かい食事を好む等の症状を参考に処方します。

◆フレイルの漢方治療②

皮膚の乾燥をともなうフレイルを「48十全大補湯」で治療

年齢性別等：81歳女性

症状：3カ月前から疲労倦怠と食欲不振。食事が進まず、液体の栄養剤を1日1本飲用。

診断：血液検査で軽い貧血を確認。虚証タイプで顔色が白っぽい。舌診は白苔が多い、腹証は腹力低下あり。皮膚のカサカサあり。48十全大補湯7・5g分3で服用開始。嚥下（飲み込む機能）に少々困難があり、エキス剤を水で溶かし、電子レンジを使用し液状にしてから服用するよう指導。

コメント

48十全大補湯は、気血両虚があり、皮膚の乾燥を伴うときに用います。41補中益気湯は気虚が主であることで鑑別できます。

◆フレイルの漢方治療③

認知症の人のフレイルに「108人参養栄湯」を処方

年齢性別等：80歳男性

症状：1週間前に転倒。画像検査では骨折はないが、自宅で安静にしている間に歩行困難になった。顔貌は無気力。食事が摂れない、体がだるい、物忘れが多い、打撲による腰痛等。

診断：やや実証タイプ。舌診は乾燥していて無苔。腹診は腹力中程度、やや腹満あり、臍下不仁あり。108人参養栄湯9g分3と、（転倒による打撲には）外用薬を処方。

コメント

108人参養栄湯の生薬は、人参、当帰、茯苓、黄耆、芍薬、遠志、五味子からなります。前の症例の48十全大補湯は川芎を除き、遠志と陳皮を加えた処方です。

108人参養栄湯は気血両虚に対応しています。さらに胃腸機能を整える陳皮、安神・去痰作用のある遠志、鎮咳去痰の作用のある五味子を加えることにより、鎮咳去痰作用とともに精神的に緊張を緩和する作用があります。

臨床応用的には、全身倦怠感、健忘、意欲低下、寝汗、冷え性、睡眠障害などの心身ともに疲弊した症例に用いられます。この症例は、物忘れ等の認知障害も併発しており、108人参養栄湯の効果があったものと思われます。

3補剤の鑑別をまとめると次のようになります。

- 気虚と血虚があり気血両虚と診断されれば、48十全大補湯が適応する。
- 気虚（気力の低下）が明らかな場合には、41補中益気湯が適応する。
- 健忘、睡眠障害を伴えば、108人参養栄湯の適応となる。

筋肉痛

筋肉痛のような急性の症状を抑える漢方薬もある

一般に筋肉痛とは、運動にともなっておこる筋肉の痛みです。スポーツなどで特定の筋肉を過剰に使用したときに筋肉に微細な傷がつき、軽い熱感や腫れを伴う痛みが出ます。よくあるのは運動後、数時間から翌日頃になって現れる遅発性の筋肉痛です。症状が軽ければ数日で痛みが治まりますが、ひどい場合には日常生活に支障が生じることもあります。

筋肉痛を早く改善するには、マッサージや軽い運動で血行を促し、筋肉についた傷の修復を促すのがポイントです。食事で筋肉の材料となるたんぱく質や疲労回復効果のあるビタミン類（B群、C）を摂取し、十分に睡眠・休息をとることも大切です。

漢方薬のなかには、筋肉痛のような急性の症状に効果があるものもあります。例えば78麻杏薏甘湯は筋肉痛による浮腫や炎症を抑える作用があります。この薬は筋肉痛だけでなく、膝関節の痛みや炎症にも効果を発揮します。また筋肉痛で、筋肉に熱感があるときは熱を発散させる28越婢加朮湯も効果があります。

【筋肉痛の漢方治療】
●筋肉痛全般に……78麻杏薏甘湯、52薏苡仁湯
●冷えがないときの筋肉痛に……125桂枝茯苓丸加薏苡仁

◆筋肉痛の漢方治療

筋肉痛・関節痛の治療に「78麻杏薏甘湯」が効果

年齢性別等：68歳男性

症状：3カ月前より両膝の痛み　歩行時痛（膝の内側が痛い）。

診断：画像検査では内側関節に軽度の狭小化が確認され、変形性膝関節症と診断。やや実証。舌診では瘀血なし、腹診では腹力良好。78麻杏薏甘湯7・5g分3で処方。外用薬も処方した。

コメント

78麻杏薏甘湯は、麻黄、杏仁、薏苡仁、甘草の4つの生薬で構成されています。生薬の先頭の漢字を取り、78麻杏薏甘湯と名付けられました。麻黄は皮膚表面の炎症や

浮腫を改善し、杏仁が入ることで効果を増強させます。薏苡仁は浮腫を改善するだけでなく、膝関節の強ばりを改善し、甘草は諸薬を調和させます。78麻杏薏甘湯は膝関節の拘縮、膝関節の痛みや炎症を改善します（風湿痺・炎症や拘縮により手足・関節の動きが悪い）。関節痛・神経痛・筋肉痛のある中程度の症例に用います。冷えが原因で発熱し筋肉痛・関節痛を訴えることがポイントとなります。

鑑別処方として、28越婢加朮湯は実証で関節に熱感がある人に用います（実証の風水証）。52薏苡仁湯は、関節症状が78麻杏薏甘湯よりも顕著で慢性化している場合に用います（湿痺）。18桂枝加朮附湯は比較的体力が低下した人で、冷え性がある虚証の人に用います（寒湿痺）。20防已黄耆湯は、いわゆる水太りの人で虚証の人、多汗・浮腫・疼痛などにある人に用います（気虚の風水証）。

腱鞘炎・上顆炎（テニス肘）

手首や手指に起こる腱鞘炎、ひじの外側が痛むのが上顆炎

骨と筋肉をつないでいるのが腱で、腱を包んでいる組織を腱鞘といいます。この腱と腱鞘がこすれ合い、炎症を起こしたものが腱鞘炎です。よくあるのは手首や手の指の関節に起こる腱鞘炎です。手の親指に起こる「ドケルバン病」、手の指関節に発症する「ばね指」なども知られていますが、原因の一つにはパソコンやスマートフォンでの手指の使い過ぎも指摘されています。

また、ひじ関節で炎症が起きたものは上顆炎（上腕骨外側上顆炎）といいます。いわゆるテニス肘で、痛みにより、ものをつかむ、タオルを絞る、キーボードを打つといった動作をするときに痛みが走るのが特徴です。テニスのようなスポーツだけでなく、日常生活動作が原因で痛みが出てくることもあります。

腱鞘炎・上顆炎の治療は、鎮痛消炎剤の湿布薬やアイシングで炎症・痛みを改善します。また痛みがあるときはできるだけ患部の安静を保つようにし、手や関節を動かすときは、テーピングや専用の装具を使用して負担を軽減します。漢方薬では、腱鞘炎・上顆炎は、関節に水が停滞した湿邪による痛み、あるいは血液循環障害による痛み（寒湿痺）と考えます。それらを改善する漢方薬を使用して治療します。

【腱鞘炎の漢方治療】
●腱鞘炎、上顆炎……52薏苡仁湯、114柴苓湯、125桂枝茯苓丸加薏苡仁

◆腱鞘炎の漢方治療

腱鞘炎（ばね指）と「125桂枝茯苓丸加薏苡仁《けいしぶくりょうがんかよくいにん》」の症例

年齢性別等：86歳女性

症状：3週間前に寒さが強くなった頃から、指の関節が痛い。

診断：左手の中指に腱鞘炎（ばね指）があると確認。腹診・舌診では瘀血があり、冷え症。初診時より、腱鞘炎を改善するために125桂枝茯苓丸加薏苡仁7・5gを処方。

コメント

薏苡仁は筋の湿痺（湿邪による関節や軟部組織の病変）に対して使われる処方です。筋肉の緊張を緩和し、血液循環障害を治す（寒湿痺）に効く漢方と言われています。

この症例では、瘀血もみられることから、125桂枝茯苓丸加薏苡仁を投与することによって血流、炎症、浮腫が改善し、効果があったものと思われます。

浮腫（むくみ）

膝関節手術後の浮腫の改善にも、漢方が役立つ

浮腫（むくみ）は、細胞と細胞の間に余分な水分が溜まった状態です。血液やリンパ液の水分がしみ出すことで起こります。立ち仕事やデスクワークなどで同じ姿勢を続けることでむくみが生じることもありますし、塩分の摂りすぎや低栄養、ホルモンバラン

スの変化が影響することもあります。心臓や肝臓、腎臓などの疾患が関係することも多く、特に心不全や腎臓障害があると浮腫が強くなります。手術でリンパ節を切除すると、リンパ浮腫という副作用が起きやすくなりますし、変形性膝関節症の術後にも、ひざに浮腫が出やすいことが知られています。

こうした浮腫は水分代謝の異常ですから、漢方薬も有効です。水毒を改善する114柴苓湯、17五苓散、20防已黄耆湯をはじめ、炎症があるときは28越婢加朮湯も用います。水の異常とともに瘀血があるときは25桂枝茯苓丸や89治打撲一方も選択肢になります。

【浮腫の漢方治療】

●術後の浮腫……114柴苓湯、17五苓散、28越婢加朮湯

◆浮腫の漢方治療①

ひざの手術のあとの浮腫に「20防已黄耆湯＋89治打撲一方」を処方

年齢性別等：75歳男性

症状：両ひざに変形性膝関節症があり、右膝人工関節置換術を受ける。術後に膝関節の疼痛と下腿の浮腫。

診断：実証タイプ。舌診・腹診では特記する所見なし。20防已黄耆湯7・5g＋89治打撲一方7・5g分3で服用開始。

コメント

現在、膝関節の術後の痛み・腫れの漢方薬としては、114柴苓湯、20防已黄耆湯、28越婢加朮湯、89治打撲一方、25桂枝茯苓丸が用いられます。これらは過去の論文においても、疼痛、腫れに関して有益性を論じられています。私も経験上、右記の漢方薬を投与した結果、術後の回復がよく、腫れ・痛みも少ない印象をもっています。

114柴苓湯は、水分の排出・吸収を伴う病態に対して、水分代謝の調整を行います。20防已黄耆湯は、気虚の水分代謝を改善する作用があります。28越婢加朮湯は、風水に対する浮腫・抗炎症作用があります（熱痺）。89治打撲一方は、瘀血があり浮腫・皮下出血、骨折や打撲（手術も含む）に対し改善効果があり、25桂枝茯苓丸は、駆瘀血剤の代表的な薬であり、全身各所のうっ血を除去する働きがあります。

症状に応じて、上記漢方薬を単独または2剤を合方し処方することにより、疼痛・浮腫・創傷回復の好結果が期待できます。その後の早期リハビリテーションについても好循環をもたらすと考えています。

◆浮腫の漢方治療②

左手に現れた浮腫を「114柴苓湯」で治療

症例：61歳女性

主訴：以前より手が腫れることがあり、内科医で利尿剤（水分の排出を促す薬）を処方される。1週間前から、左手の甲全体が腫れてきた。

診断：血液検査結果では特別な異常なし。尿量減少、口渇の訴えがあり。超音波検査で腱の炎症と腱鞘滑膜の肥厚の所見があったことから、炎症を疑って114柴苓湯9g分3で処方し、外用剤も併用。

コメント

浮腫に対しては、17五苓散、20防已黄耆湯、28越婢加朮湯、114柴苓湯を用いることが多いです。水毒の症状がなく多汗・熱感がない場合は、第一選択薬として114柴苓湯を用いると効果がある例が、日常診断ではよくみられます。腹証で右に胸脇苦満の所見があれば適応となります。

114柴苓湯は9小柴胡湯と17五苓散を合方したものですが、私の経験では、同じ成分の組み合わせでも9小柴胡湯と17五苓散の合方よりも、114柴苓湯を単独で使用したほうが効果があると経験的に感じています。114柴苓湯の欠点としては、薬価がほかの漢方薬より高価なことが挙げられます。

骨粗鬆症

社会の高齢化に伴い、増えているのが骨粗鬆症

骨粗鬆症とは、骨の量（骨量）が減って骨が弱くなり、骨折しやすくなる病気です。日本には約1000万人以上の患者がいると言われていますが、高齢化に伴いその数は増加傾向にあります。特に女性は、閉経後の10年間で骨量が大きく減少するので注意が

食事はバランスよく摂りましょう！

特にカルシウムとビタミンＤは積極的に摂ることが勧められます。骨粗鬆症患者さんに必要な１日の摂取量は、カルシウムが800mg、ビタミンＤが400～800IU、ビタミンＫが250～300μgとされています。

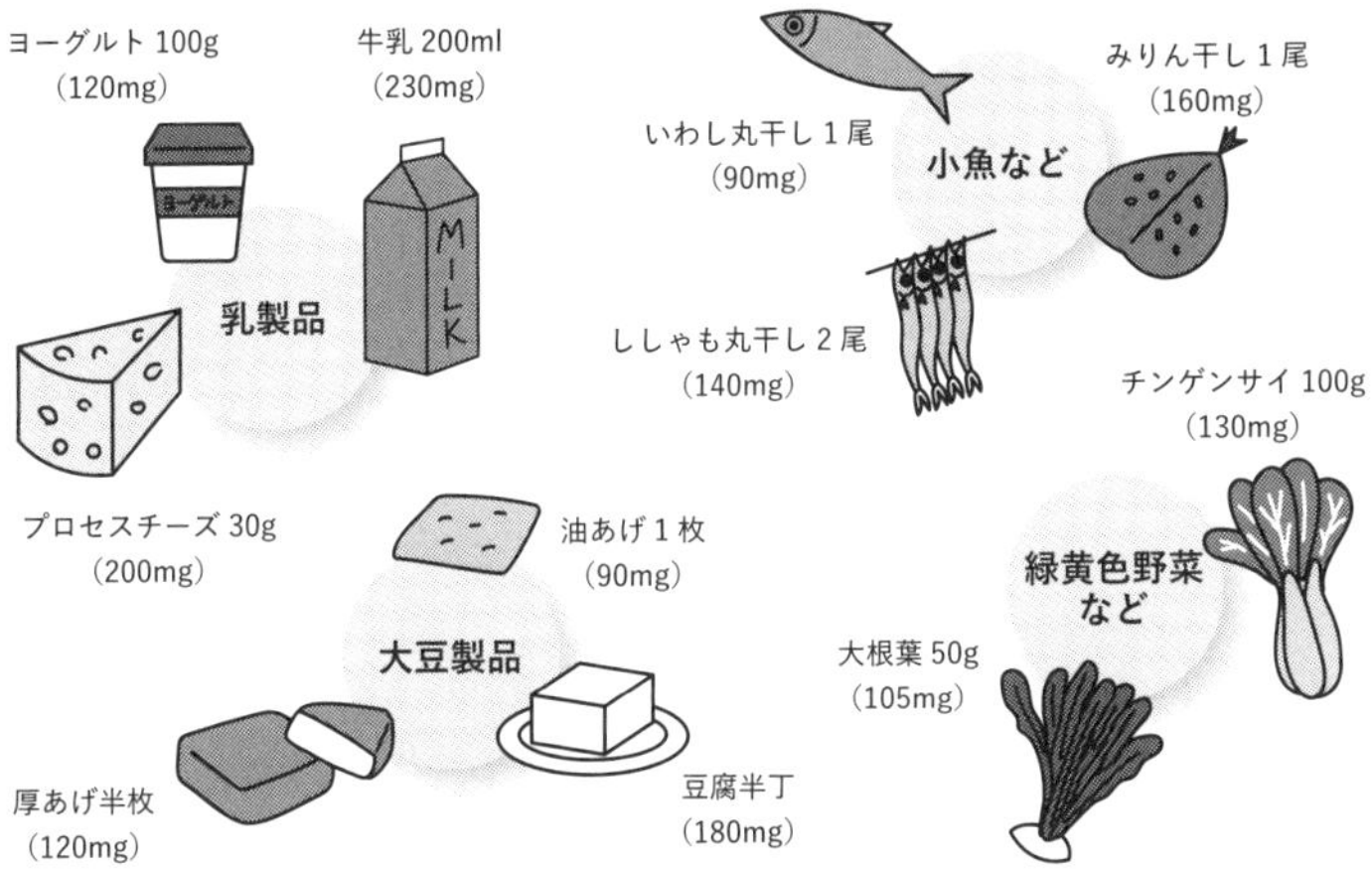
ヨーグルト 100g
（120mg）
牛乳 200ml
（230mg）
MILK
乳製品
プロセスチーズ 30g
（200mg）
いわし丸干し１尾
（90mg）
小魚など
みりん干し１尾
（160mg）
ししゃも丸干し２尾
（140mg）
油あげ１枚
（90mg）
大豆製品
厚あげ半枚
（120mg）
豆腐半丁
（180mg）
チンゲンサイ 100g
（130mg）
緑黄色野菜
など
大根葉 50g
（105mg）

※食事だけでは摂取量が不足している場合には、カルシウムやビタミンなどのサプリメントも利用してください。（　）内は、各食品のカルシウム含有量

必要です。また男性でも高齢になるほど骨粗鬆症の人は増えます。

骨粗鬆症になっても多くの人は自覚症状がありませんが、転んで手をついたなど、ちょっとした衝撃でも骨折しやすくなります。骨折が生じやすい部位は背骨（脊椎の圧迫骨折）、手首の骨折（橈骨遠位端骨折）、太ももつけ根の骨（大腿骨頸部骨折）が挙げられ、この3カ所が三大骨折といわれています。特に高齢世代は骨折や背中の骨の痛み（椎骨の圧迫骨折）が原因で、寝たきりや要介護になることも珍しくありません。椎骨の圧迫骨折があると姿勢が悪くなり内臓を圧迫して息苦しくなったり、胸焼けがするなどの呼吸器・消化器の機能も低下し、生活の質が下がってしまいます。

骨粗鬆症を予防したり、進行を抑制するには骨を強くする栄養素を摂ることです。牛乳・小魚・納豆・海藻などカルシウムやビタミンD、ビタミンK、マグネシウムの多い食事を積極的に摂りましょう。また適量のたんぱく質を摂ることも骨を強くします。生活面では喫煙者は禁煙し、アルコールを控え目にする、運動・日光浴をする、服装や履き物、家具の配置などに気をつけ、転ばないように注意をするといったことが挙げられます。

漢方では骨粗鬆症に相当する病名・概念がありません。古代は平均寿命が30〜40歳といわれた時代であり、漢方の古典にも病気・治療の記載がないのです。誰もが80年、90年という長い人生を生きるようになり、注目されるようになって骨粗鬆症は漢方では新しい概念の病気といえます。ただし、漢方薬でも骨粗鬆症の治療に対応ができます。補腎薬（7八味地黄丸、87六味丸、107牛車腎気丸）と補薬（41補中益気湯）、気血双補薬（48十全大補湯、108人参養栄湯）の単独または合方による組み合わせで、骨粗鬆症による体力低下、歩行困難などに対応ができると考えています。また於血があるときは駆於血剤（53疎経活血湯、25桂枝茯苓丸）、浮腫があるときは利水剤（17五苓散）も用いられます。

【骨粗鬆症の漢方治療】

- 補腎薬……7八味地黄丸、87六味丸、107牛車腎気丸
- 利水薬……30真武湯
- 補気薬……41補中益気湯、48十全大補湯、108人参養栄湯
- 駆瘀血薬……23当帰芍薬散、25桂枝茯苓丸

◆骨粗鬆症の漢方治療①

自宅で転倒・骨折した男性が「7八味地黄丸」を服用して回復

年齢性別等：82歳男性

症状：自宅で転倒。腰痛と歩行困難、食欲不振があり、家族に付き添われて車椅子で来院。

診断：画像検査では第1腰椎の圧迫骨折を認める。検査にて骨量の低下が認められ、骨粗鬆症と診断。虚証タイプ、舌診では瘀血なし。腹証は臍下不仁あり、腹力低下あり。7八味地黄丸7・5g分3と、併せて43六君子湯7・5gを処方。腰痛に対し外用剤も処方し、腰にはホットマグナー（温熱療法）を併用。

コメント

補腎薬である7八味地黄丸がよく効いた症例です。併せて処方した43六君子湯は、食欲不振や胃腸機能の低下を改善する薬です。

◆骨粗鬆症の漢方治療②

虚証タイプの女性の骨粗鬆症を「41補中益気湯」で治療

年齢性別等：78歳女性

症状：骨粗鬆症。微熱、全身倦怠感、食欲不振、体重低下。

診断：血圧118／80　脈76。検査でも骨量低下を認める。やや痩せ型の虚証タイプ。舌診は白苔多い、色はピンク。腹診は腹部軟弱。41補中益気湯7・5g分3で処方。

コメント

フレイルの項目でも述べましたが、元気がなく、気虚（気力の低下）が明らかな場合には、41補中益気湯がよく効きます。

漢方薬の実際の効果を示すために、多様な症例を紹介してきました。これらの症例は、患者一人ひとりの体質や症状に合わせた漢方薬の処方がいかに効果的であるかを具体的に示しています。紹介したような漢方薬を正しく適切に組み合わせ服薬することで、今まで治らなかった原因不明のさまざまな体の不調が快方に向かう可能性が高まります。これらの実例を通じて、漢方薬が持つ治癒力やその可能性を再認識していただけたことと思います。

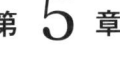

第5章

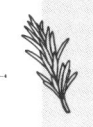

痛みを治すカギは継続して服用すること

適切な漢方を服用し、つらい痛みから解放される

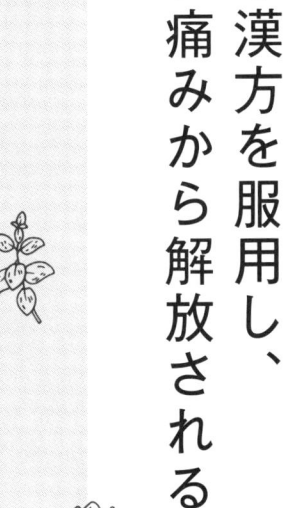

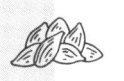

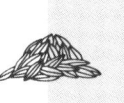

漢方薬と上手に付き合うために

漢方薬は、その人の症状や体質（証）に合った使い方をすれば高い効果を発揮します。自然の生薬からできていて作用が穏やか、また西洋薬に比べて副作用も少ないというのが漢方薬の特徴ではありますが、誤った使い方をすれば当然思ったような効果は得られません。時には思わぬ副作用が起こることもありますから、やはり薬として「正しく使う」ことが重要になります。

また漢方薬で治療をしてみたいけれど、特有のにおいや味が気になるなど、不安や抵抗を感じるという人もいます。漢方薬は時間をかけてその人の心身のひずみを改善していくため、服用期間も長くなります。症状や治療目的にもよりますが短いものでも1～2週間、慢性的な体質改善であれば年単位で服用することになります。場合によっては以前に漢方を試したものの、薬剤が飲みにくいなどの理由で長期には続けられなかったといった経験のある人もいると思います。こうした漢方薬の性質を理解して服用を続けるには、ちょっとしたコツがあります。

◉用量を守る

まず漢方薬も薬ですから、最も大事なことは用法・用量を守ることです。最近の医師が処方をする医療用漢方製剤の多くは通常、「成人は1日7・5gを2〜3回に分割し、食前または食間に経口投与する」となっています。たとえばツムラの1葛根湯であれば、1包2・5g×1日3回（1日分合計7・5g）の処方となっています。

また漢方薬の種類によって一日分の用量が異なるものもあります。19小青竜湯、29麦門冬湯、90清肺湯、92滋陰至宝湯、108人参養栄湯などは1日9g、97大防風湯は10・5g、99小建中湯、100大建中湯は15g、98黄耆建中湯は18gとなります。

これを目安に年齢、体重、症状等により適宜増減することもあります。処方された人は、医師や薬剤師が指示した用量を守って正しく飲むようにします。服用の手間などから一日量を3回でなく、朝夕2回で飲みたいといった場合は、医師や薬剤師に相談をすれば対応してもらえます。

◉用法を守り、食前または食間に飲む

漢方薬を飲むタイミングでは、食前または食間に水または白湯で飲むようにします。漢方薬は通常、食前または食間に服用します。食前とは食事のおよそ30分～1時間前、食間とはおよそ食事してから2時間後を指します。このような飲み方をすると食事の影響を受けにくく、吸収がよいと考えられています。胃腸が弱い人の場合などは、食事直後に飲むこともあります。ただし、飲む時間やタイミングはあまり神経質になる必要はありません。食間だと飲み忘れてしまう人も多いため、私の病院では、食後（食事の直後）に服用してもいいとお伝えしています。

また1回分を飲み忘れたときは、気づいた時点で1回分を服用します。次の服用まで2～3時間しかないときは、無理に飲まなくてかまいません。次回分を忘れないように服用します。

◉漢方薬が飲みにくいときの対処法

最近の漢方は顆粒状のエキス製剤が多いので、そのまま口に入れると口の中がざらざ

らして飲みにくい、気持ちが悪いという人がいます。そうした違和感を和らげるためには多めの水で服用するようにします。口の中を湿らせるため、あらかじめ口に水や白湯を含んでから、薬を口に入れるようにすると飲みやすくなります。製薬会社によっては、スティック状の包装になったものも発売しており、飲みやすく工夫されています。

また、気になるにおいや味、飲みにくさを緩和するには、次のような方法もあります。

①においや味が気になるとき

オブラートに包んで飲むこともできます。薬の量が多いときは、飲みやすい分量を包んで飲むようにします。またオブラートが口内にはりつくのを防ぐには、オブラートに包んだ薬をスプーンに乗せ、少量の水を加えてそのまま飲む方法（水オブラート法）もあります。最近では服薬ゼリーもよく市販されていますから、嚥下に問題がある人などは服薬ゼリーで漢方薬を包むようにして飲むのもいいです。

そのほかに、漢方薬にココアパウダーを混ぜて、砂糖を少し入れるという方法もあります。エキス製剤にココアパウダーと少しの砂糖を加え、お湯で溶いて服用すると味やにおいが緩和されます。見た目もココアなので、漢方エキス製剤の色も気になりません。ココア以外にも、甘いゼリーなど味のしっかりした喉ごしのいいものに混ぜて飲んでもかまいません。私のおすすめは、杏仁豆腐やプリンにふりかけて混ぜて飲む方法です。

②顆粒が口に残るとき

エキス製剤はインスタントコーヒーのようにお湯で溶かして飲むことができます。エキス製剤1包に100～200ccくらいのお湯を入れて攪拌します。溶けにくい場合は電子レンジで30秒～1分ほど温めるときれいに溶けます（138桔梗湯や15黄連解毒湯は冷ましてから服用）。苦いようであれば、砂糖・蜂蜜などを混ぜて飲むとよいです。

こうした溶かした漢方薬を凍らせてアイス状にして、口の中に含ませて飲ませる方法もあります。口内炎に用いられる14半夏瀉心湯などは、口の中に2分間程度含ませて、飲みこむように指導しています。顆粒が歯間、歯茎に引っかかるという人は入れ歯をはずしてから服用すると安心です。

◉漢方薬の保管について

漢方薬は吸湿しやすいため、乾燥剤入りのチャックつきビニール袋やパッキンつきのタッパー等の密閉容器に入れ、湿気の少ない涼しい場所で保管するようにします。高温多湿の場所や、直射日光にあたる場所での保管は避けてください。そして開封後は直ちに服用するようにします。漢方薬が保険収載された当時は、保管している間に湿気を吸って色や形状に変化がみられることがよくありましたが、最近は品質管理がしっかりしてきており、医療用漢方製剤はどのメーカーでもほぼ完全に真空パックになっているので、以前よりは管理がしやすくなっています。

万一、保管している間に吸湿して色や形状が変わってしまったときは、服用せずに医師や薬剤師に伝えます。

◉漢方薬の効果はどれくらいで現れるか

生薬数の少ない2剤の漢方、例えば68芍薬甘草湯などは服用して10分ぐらいで効果が現れるといわれていますが、一方、効果がゆっくり現れる漢方薬もあります。慢性的な症状の場合は、長い時間をかけて病気になっていますので、薬の効果も現れるまでには時間がかかります。一つの漢方の効果の目安としては、2～3週間を目安に服用しましょう。整形外科分野の慢性痛の治療では2カ月程度、続けて服用しても変化がないときには、薬の種類や分量を変えるようにしています。定期的に診察を受けるときには服用してからの症状、体調の変化を覚えておいて医師に伝えるようにします。

また服用中に次項のような症状が出たときは、服用を中止し、医師や薬剤師に報告します。

漢方薬使用時の注意すべき副作用と症状

作用が穏やかな漢方薬でも時には副作用が現れることがあります。多くの場合、軽い症状であり、薬を減量したり服用を中止すれば症状が改善しますから、過度に心配する必要はありませんが、次のような症状が出たときは医師に伝えてください。

【間質性肺炎】

間質性肺炎は、間質と呼ばれる肺胞の壁が硬くなり、呼吸困難になる病気です。9小柴胡湯をはじめ、多くの漢方薬で特に注意すべき副作用の一つです。黄芩を含む漢方薬にも起きやすいことが知られています。その他の漢方薬でも報告があるので、どんな漢方薬でもこの症状に注意する必要があります。

●**症状**：発熱、空咳、動いたときの息切れ、呼吸困難など

●**対処法**：本剤の投与を中止し、速やかに胸部X線の検査を実施するとともに、副腎皮質ホルモン剤の投与等の適切な処置を行います。

●**該当漢方薬**：黄芩を含む漢方薬、9小柴胡湯、甘草含有製剤の長期の服用。

【心不全、心室細動、心室頻拍】

●**症状**：動悸、息切れ、めまい、倦怠感、湿疹、体液貯留による急な体重増加など漢方薬の副作用で心不全などの心血管系の症状が出ることがあります。また附子末の使用により、動悸などの症状が現れることがあります。

●該当漢方薬：54抑肝散、68芍薬甘草湯、43六君子湯、附子末を含む漢方薬

【自律神経症状】

●症状　：不眠、発汗過多、頻脈、動悸、全身脱力感、精神興奮など

麻黄を含む漢方薬により、不眠や発汗、動悸などの自律神経症状が起こることがあります。安静にしていても心臓がドキドキする、神経が興奮して眠れないといった症状があるときは医師に相談します。

●該当漢方薬：麻黄を含む漢方薬

【肝機能障害、黄疸】

●症状　：体がだるい、皮膚や白目が黄色くなる（黄疸）など

副作用としてAST（GOT）、ALT（GPT）、ALP、γ-GTP等の著しい上昇等を伴う肝機能障害、黄疸が現れることがあります。特に中高年の人や、長期投与を受けているときには定期的に検査を行い、肝機能異常がないかを確認す

ることが大切です。

●該当漢方薬：15黄連解毒湯、62防風通聖散、114柴苓湯

【腸間膜静脈硬化症】

●症状：腹痛、下痢、便秘、腹部膨満感等を繰り返す、便潜血陽性

山梔子含有製剤の長期服用（多くは5年以上）により、大腸の色調異常、浮腫、びらん、潰瘍、狭窄を伴う腸間膜静脈硬化症が現れるおそれがあります。腸間膜静脈硬化症により、腸管切除術に至った症例も報告されています。

●該当漢方薬：15黄連解毒湯、24加味逍遙散、58清上防風湯、62防風通聖散など

【偽アルドステロン症】

●症状：血圧上昇、尿量の減少、手や顔のむくみ、手がこわばる、体重増加など

偽アルドステロン症は、低カリウム血症に伴う高血圧症です。50～70歳の女性に多く、循環器系の治療薬を使用している人、甘草の成分（グリチルリチン）含有

量が多いほど発症リスクが高いといわれています。
●該当漢方薬：20防已黄耆湯、52薏苡仁湯、89治打撲一方

【ミオパチー、横紋筋融解症】
●症状　：脱力感、筋力低下、筋肉痛、四肢痙攣、麻痺など
前項とも関係しますが低カリウム血症の結果としてミオパチー（筋力が低下する病気）、横紋筋融解症（筋肉が壊れてしまう病気）が現れることがあります。
●該当漢方薬：9小柴胡湯、68芍薬甘草湯

【その他】

その他、消化器系症状（便秘、食欲不振、胃部不快感、嘔吐、腹痛、下痢、軟便、腹部膨満感、口渇、消化不良など）、泌尿器症状（膀胱炎、残尿感、血尿、頻尿、排尿痛、排尿障害など）、皮膚症状（発疹、発赤、かゆみ、蕁麻疹など）が起こります。

症状を医師に伝えて、診察を受けるようにします。

私の病院も開業して40年経過しましたが、過去に確認した症例としては偽アルドステロン症、ミオパチーを発症した症例を2例経験しました。原因は、68芍薬甘草湯を漫然と投与したことです。いずれの症例も内科専門医に転院し3カ月治療を受けた結果、軽快退院されました。これからも漢方薬を継続服用されている方々の丁寧な観察と定期的な血液検査等をしていきたいと考えています。

漢方薬を2剤以上使うとき、西洋薬との飲み合わせの注意

より治療効果を上げるために最近は漢方薬を2剤以上使用することがあります。基本的に一人の医師（一つの診療科）で2剤以上を出すときは注意が必要です。

それに対して、複数の病院や診療科で別々に漢方薬をもらっているときや、西洋薬をすでにのんでいる人が漢方薬を服用するとき、処方された漢方薬のほかに、市販の漢方

薬やサプリメントをのんでいるようなときは注意が必要です。生薬の成分が重複したり、複数の薬の飲み合わせによって副作用が起こりやすくなることがあります。成分の重複に注意が必要な生薬には、次のようなものがあります。

●重複に注意が必要な生薬

●麻黄：麻黄はエフェドリン（交感神経興奮剤）を含み、中枢神経刺激作用や交感神経刺激作用が知られています。多量に服用すると、不眠・多汗・動悸・脱力感・精神興奮等の症状が現れることがあります。1葛根湯、27麻黄湯、28越婢加朮湯、52薏苡仁湯、62防風通聖散、63五積散など。

●甘草：甘草は全漢方処方の70％に含まれており、漢方薬同士の併用で重複しやすい生薬といわれています。甘草はグリチルリチン酸を含むため、偽アルドステロン症、高血圧症、低カリウム血症、むくみなどの症状が現れることが知られています。

●附子末：附子末は大量に摂取すると、心悸亢進（心臓がドキドキする・息苦しい）

などの症状や舌のしびれが現れることがあります（87ページ参照）。

◉西洋薬との併用の禁忌・注意

漢方薬のなかには、西洋薬とともに使ってはいけないもの（併用禁忌）や、使用には十分な注意が必要なもの（併用注意）があります。

【併用禁忌】

漢方薬の9小柴胡湯とインターフェロンの併用により、重篤な副作用である間質性肺炎が現れることがあるため、併用は禁忌です。

【併用注意】

麻黄が含まれる漢方薬と、交感神経刺激薬の併用には注意が必要です。

附子末含有漢方薬

2024年4月1日現在

	メーカー名	記号番号	1日量	附子含有量
真武湯	ツムラ顆粒	30	7.5	0.5
	コタロー細粒	N30	6.0	0.5
	三和細粒	S-02、EK-30	4.5	0.5
	JPS	J-30	7.5	1.0
	オースギ	SG-30	7.5	1.0
桂枝加朮附湯	ツムラ顆粒	18	7.5	0.5
	コタロー細粒	N18	9.0	0.5
	JPS	J-18	7.5	1.0
八味地黄丸料	ツムラ顆粒	7	7.5	0.5
	コタロー細粒	N7	9.0	0.5
	クラシエ細粒	KB-7、EK-7	6.0	0.5
	クラシエ錠	EKT-7	18錠	0.5
	JPS	J-07	7.5	1.0
	オースギ	SG-07	7.5	1.0
	ウチダ	EK-700	60丸	1.0
八味丸料エキス顆粒	本草製剤	H07	7.5	1.0
芍薬甘草附子湯	三和細粒	S-05	4.5	1.0
		SG-146	4.5	1.0
大防風湯	ツムラ顆粒	97	10.5	1.0
	三和細粒	SG-97	9.0	0.5
葛根加朮附湯	三和細粒	S-07	7.5	0.5
		SG-141	7.5	0.5
麻黄附子細辛湯	ツムラ顆粒	127	7.5	1.0
	コタローカプセル	NC127	6C	1.0
	三和細粒	EK-127	4.5	1.0
		SG-127	4.5	1.0
附子理中湯	三和細粒	S-09	4.5	1.0
		EK-410（発売クラシエ）	4.5	1.0
桂芍知母湯	三和細粒	S-10	9.0	1.0
		EK180（発売クラシエ）	9.0	1.0
当帰芍薬散加附子	三和細粒	S-29	9.0	1.0
		SG-143（発売大杉）	9.0	1.0
桂枝加苓朮附湯	クラシエ細粒	KB-18、EK-18	7.5	0.5
	クラシエ錠	EKT-18	9.0	0.5
	オースギ	SG-18R	9.0	1.0
牛車腎気丸	ツムラ顆粒	107	7.5	1.0

漢方薬の使用に注意が必要な人

漢方薬は古くから日本人の体質に合わせて使用されてきた薬ですから、基本的には安全性が高いものが多く、幼児から高齢の方まで、また健康な人から生活習慣病のような慢性疾患をもつ人まで、多くの人が使用することができます。ただし、妊娠中や授乳中の女性をはじめ、使用に際して注意が必要です。

漢方治療に詳しい医師の探し方

漢方の最大組織である日本東洋医学会には漢方専門医の認定制度があります。「日本東洋医学会」のホームページで全国の漢方専門医を探すことができます。

なお、漢方専門医が身近にいないときや受診の時間がとれないようなとき、市販の漢方薬で代用ができるかという質問には、漢方薬の種類や場合によるとお答えします。例えば1葛根湯や19小青竜湯、27麻黄湯などは、ドラッグストアにも広く市販薬がおかれています。ごく一時的な症状の緩和であれば、こうした市販の漢方薬を使用するのもいいと思います。かかりつけ医がいる人は医師に確認し、そうでない人は薬店の薬剤師や登録販売者に確認をして使用するといいでしょう。

市販の漢方薬と医療用の漢方製剤の成分に大きな違いはありませんが、市販の漢方薬は医師の処方がないため、安全のために一日の服用量中の成分量が少ないものです。また漢方薬は長期に服用するものが多く、費用の問題もあります。保険がきく漢方薬を医師に処方してもらえば自己負担額は1～3割に抑えられますが、市販薬はどうしても割高になります。また市販薬を自己判断で使用する場合、医師による継続的な経過観察や必要な検査を受けられない、というのも不安な点です。特に本書で紹介してきたような慢性痛を抱える人では、治療も長期に及ぶことが予想されます。やはり漢方専門医を受診して、必要な治療を受けることをおすすめします。

漢方で、痛みから解放されて快適な生活を

痛みに対処することとは、実は医療の原点といえます。細野診療所の中田敬吾医師は「医療は死の恐怖から、そして疼痛からの解放を求める必要から発生したと言われている。従って痛みの治療の歴史と軸をひとつにしている。これは洋の東西を問わず同じである。漢方と鍼灸治療は、痛みの治療に古くから存在してきており、近代に至るまで貢献してきた」と述べています。

筑波大学の加藤士郎医師は、「漢方薬による疼痛改善作用」について次のように述べています。

「漢方薬は抗加齢的効果、微小循環改善効果、抗炎症効果によって、種々の疾患で生じる疼痛を改善する。

整形外科疾患に漢方薬を用いるときには、疼痛コントロールを目的として投与されることが多い。頻度の多い臨床症状としては①肩こり、②腰痛、③坐骨神経痛、④膝関節

痛、⑤下肢痛、⑥打撲痛などである。現在の高齢者は、何らかの整形外科的疾患を有していると思われる。特に女性では、骨粗鬆症による骨の変形が著しく、腰椎や胸椎の圧迫骨折をしばしば起こし、腰痛を認めることが大変多い。また男女を問わず、坐骨神経痛、変形性股関節症、変形性膝関節症、脊柱管狭窄症が多い。更に、頚椎の変形による頚椎症による肩こりも多く経験される。これに加えてフレイル・サルコペニアによる四肢の筋力低下から、転倒による打撲が問題となる。漢方医学的には高齢者の整形外科疾患を解説すると、腎（骨の形成作用）の機能低下によるところが多い。

慢性疼痛症状に関しては水滞と瘀血が関与していることが多い。従って、漢方医学的には腎の機能を維持したり、駆瘀血剤、利水剤などを継続投与すると有効なことが多い。さらに漢方薬の抗炎症効果が有効なこともある」

つまり漢方薬には「痛みをとる、和らげる」高い作用があり、特に本書で紹介してきたような加齢による変性や筋力低下などが原因の痛みには、漢方で対処できます。慢性痛も「病院で診てもらっても治らないから」「年だから」とあきらめる必要はありません。漢方を活用することで長年のつらい痛みから解放される可能性があります。

おわりに

私が東洋医学と出合ったのは、研修病院として勤めた東京労災病院です。当時、中国出身の麻酔科の先生が、腰痛患者に電気鍼治療をしておられました。整形外科の患者が「すごくよく治る」という話を聞き、鍼治療を始めるきっかけになりました。その後、鍼治療は京都疼痛研究所の永山薫造先生のところに通い勉強しました。鍼治療だけでは効果の持続性に問題があり、東洋医学の両輪である漢方を勉強することにしました。日本漢方医学研究所主宰の「医師のための漢方医学講座」に1978年より1983年まで4年間通いました。

当時の講師陣として、伊藤清夫、大塚敬節、大塚恭男、菊谷豊彦、坂口 浩、寺師睦宗、藤井美樹、藤平 健、細野八郎、松田邦夫、室賀昭三、矢数道明、矢数圭堂、山田光胤先生などの錚々たるメンバーに実技を兼ねた講義をしていただきました。1972

年に日中国交が回復し中国を訪問することができるようになりました。

第二次日本鍼灸師会友好訪中参観団に入れていただき、1978年2月に中国を訪問することができました。当時は鍼麻酔を用いた手術で世界的に注目されていました。北京中医学院、日中友好医院、武漢中医学院、上海中医学院、広東省人医院などを訪問し、中国の伝統医学（中医学）を実際に見学することができ勉強になりました。

私は個人的に13回訪中して中医学を視察し、その後の診療にも大いに役立てることができました。中医学の人を診るオーダーメイドの医療には感動しましたが、さらに日本独自に発達した日本漢方の良さを認識することとなりました。その後は、学会、研究会等に参加し自己研鑽に努めて今日に至ります。

私が愛媛県宇和島市に整形外科医院を開業したのが、1984年3月です。以来、従来の西洋医学治療に東洋医学（鍼、漢方）を取り入れて治療をしてきました。鍼の効果を持続させるとともに、体の中からひずみを正して痛みを和らげる漢方を用いることで、痛みを伴う整形外科疾患の治療で効果を上げてきています。

整形外科の治療は、実は痛みとの闘いといっても過言ではありません。肩関節や腰、ひざ、股関節といった大きな関節で痛みがあれば、それだけで生活が大きく制限されてしまいます。けがのような急性の症状による痛みは比較的早く回復しますが、なかには組織に目立つ異常がないのに痛みが残ってしまうようなケースもあり、そうした原因の特定しづらい痛み、慢性の疼痛には、漢方が大いに力を発揮してくれます。

特に近年は日本社会の高齢化が著しく進み、慢性痛に苦しむ人が急増しています。年齢が上がるほど筋力が低下して腰痛や関節痛が出やすくなります。また骨粗鬆症の骨折による痛み、転倒したときの打撲の痛み、関節リウマチなどの慢性疾患による痛み、過度のストレスによる痛みなど、さまざまな痛みを抱える人が増えます。

１９９０年に『腰痛・肩こり・関節痛によく効く漢方』を出版しました。30年以上たちましたが、私のこれまでの診療経験を総括する意味も込め、慢性痛に悩む多くの人にもっと漢方の力を知ってもらいたいと考え、本書を執筆しました。

本書の前半には漢方独特の考え方や診断法など、一般の人にとってはやや専門的で難しい内容もあるかと思います。しかし漢方の基本を理解すると、漢方がどのように心身に作用するのかというイメージがつかめると思いますし、漢方の診断法は、自分の舌や顔色をみたり、腹部に手を触れたりすることで、日頃の自身の体調把握・体調管理に活かすことができます。

漢方についてもっと学びたいという方、特に漢方・鍼治療に携わる医療職の方には、私の著書『基礎から学ぶハリ・漢方療法の実際』（医道の日本社）も併せて参考にしていただければと思います。

そして早く治療法が知りたいという人は、第4章の部位別・症状別の治療法から読んでください。多くの症例を挙げておきましたので、自分と症状・体格、体質等が似たケースを探してみてください。

早いもので整形外科・漢方医としての私の経験も、50年近くになります。漢方は、経験を基にできた系統的な学問です。正しく使えば効果が期待できます。

世界的にも漢方の注目度が非常に高まっていますし、これまで知られていなかった漢方の作用も次々と科学的に解明され、研究発表されています。また一剤だけでなく、複数の漢方を組み合わせることでより治療効果を上げられる新しい処方なども、国内外の漢方研究者から多数報告されています。私自身もこれまでの経験を活かしつつ、そこに甘んじることなく最新の診断・治療を積極的に取り入れ、より患者の人々、地域の人々に信頼される医療を提供していきたいと考えています。多くの人が快適な日常生活をおくられることを願っています。

二〇二四年九月　　鎌野俊彦

参考文献

三考塾叢刊『腹証図解漢方常用処方解説（第61版）』

鎌野俊彦（かまの としひこ）

1946年、愛媛県に生まれる。順天堂大学医学部卒業、同大学整形外科教室入局。その後東京労災病院整形外科副部長、順天堂大学医学部講師を歴任。

日本で初めて大学の整形外科に東洋医学外来を開設するなど、整形外科領域にハリ、漢方治療を導入し成果を挙げる。著書に『基礎から学ぶハリ・漢方療法の実際』などがある。

現在、日本整形外科学会専門医、スポーツ医、リウマチ医、リハビリテーション医、日本東洋医学会専門医、日本医師会認定産業医。1986年より鎌野病院院長。2022年より鎌野病院理事長。医学博士。

本書についての
ご意見・ご感想はコチラ

頭痛・肩こり・腰痛・関節痛
つらい痛みは漢方で治す

2024年9月12日　第1刷発行

著　者　　鎌野俊彦
発行人　　久保田貴幸

発行元　　株式会社 幻冬舎メディアコンサルティング
〒151-0051　東京都渋谷区千駄ヶ谷4-9-7
電話　03-5411-6440（編集）

発売元　　株式会社 幻冬舎
〒151-0051　東京都渋谷区千駄ヶ谷4-9-7
電話　03-5411-6222（営業）

印刷・製本　中央精版印刷株式会社
装　丁　　立石 愛

検印廃止

ISBN 978-4-344-94839-6 C0047
幻冬舎メディアコンサルティングＨＰ
https://www.gentosha-mc.com/